Les Éditions du Boréal
4447, rue Saint-Denis
Montréal (Québec) H2J 2L2
www.editionsboreal.qc.ca

Le CHUM :
une tragédie québécoise

DES MÊMES AUTEURS

ŒUVRES DE ROBERT LACROIX

Pour une théorie de l'investissement étranger dans l'industrie manufacturière, Vander, 1970.

La Détermination des salaires dans le monde des grandes conventions collectives. Une analyse des secteurs public et privé, Conseil économique du Canada, 1977.

Attributs linguistiques et disparités de revenu au sein de la main-d'œuvre hautement qualifiée du Québec (avec François Vaillancourt), Conseil de la langue française, 1980.

Les Revenus et la langue au Québec 1970-1978 (avec François Vaillancourt), Conseil de la langue française, 1981.

Politiques nationales et conjonctures régionales. La stabilisation économique (avec Yves Rabeau), Presses de l'Université de Montréal, 1981.

Les Grèves au Canada. Causes et conséquences, Presses de l'Université de Montréal, 1987.

Le Partage de l'emploi : solution au chômage ou frein à l'emploi? (avec Michael Huberman), Presses de l'Université Laval, 1996.

ŒUVRES DE LOUIS MAHEU

Évolution des grades universitaires au Québec et dans les provinces canadiennes de 1972 à 1983 (avec Sylvie Venne et Francine Descarries-Bélanger), Conseil de la science et de la technologie du Québec, 1985.

Classes sociales et mouvements sociaux au Québec et au Canada. Essai-synthèse et bibliographie (avec David Descent *et al.*), Éditions Saint-Martin, 1989.

La Recomposition du politique (avec Arnaud Sales), Presses de l'Université de Montréal et L'Harmattan, 1991.

Hommage à Marcel Rioux. Sociologie critique, création artistique et société contemporaine (codirection avec Jacques Hamel), Éditions Saint-Martin, 1992.

Social Movements and Social Classes: The Future of Collective Action (sous la direction de Louis Maheu), Sage, 1995.

La Gestion écologique des déchets (avec Jean-Guy Vaillancourt, Michel Séguin et Liliane Cotnoir), Presses de l'Université de Montréal, 1999.

Challenging Genetic Determinism: New Perspectives on the Gene in Its Multiple Environments (codirection avec Roderick A. Macdonald), McGill-Queens University Press, 2010.

Robert Lacroix
Louis Maheu

Le CHUM :
une tragédie québécoise

Boréal

© Les Éditions du Boréal 2010
Dépôt légal : 3ᵉ trimestre 2010
Bibliothèque et Archives nationales du Québec

Diffusion au Canada : Dimedia

*Catalogage avant publication de Bibliothèque et Archives nationales du Québec
et Bibliothèque et Archives Canada*

Lacroix, Robert, 1940-

    Le CHUM : une tragédie québécoise

    Comprend des réf. bibliogr.

    ISBN 978-2-7646-2066-3

    1. CHUM. 2. Centres hospitaliers universitaires – Québec (Province) – Montréal – Conception et construction. I. Maheu, Louis. II. Titre.

RA983.M62C46   2010   362.1209714'28   C2010-941583-3

ISBN PAPIER 978-2-7646-2066-3
ISBN PDF 978-2-7646-3066-2
ISBN ePUB 978-2-7646-4066-1

Avertissement

Nous avons été à la fois acteurs et témoins privilégiés des événements que nous relatons dans ce livre. À titre respectivement de recteur de l'Université de Montréal et de représentant de cette dernière au sein des instances du Centre hospitalier de l'Université de Montréal, nous avons vécu ensemble cette saga, partageant nos informations, peaufinant nos stratégies, ruminant nos échecs et nous réjouissant de nos victoires. L'un ou l'autre aurait pu écrire sa propre version de cette histoire, mais nous avons pensé que la mise en commun de nos informations et de nos visions des choses promettait une histoire beaucoup plus riche et complète. Toutefois, comme il fallait que le lecteur sache qui, de Lacroix ou de Maheu, a fait telle déclaration ou assisté à telle réunion, nous nous sommes vus contraints de parler de nous-mêmes à la troisième personne. Que le lecteur nous pardonne pour cette apparente incongruité, qui nous a été dictée par un souci de clarté dans le récit.

Beaucoup de gens nous ont encouragés durant la rédaction de cet ouvrage. Deux personnes nous ont en plus aidés dans la reconstitution de certains événements et dans la collecte de la documentation pertinente. Il s'agit d'Alexandre Chabot, chef de cabinet du recteur, qui fut constamment aux côtés de Robert Lacroix dans le quotidien de cette saga, et de Sophie Langlois, responsable à l'Université des communications avec les médias, qui nous aida à reconstituer le dossier de presse de cette longue période. Nous leur sommes très reconnaissants. En apportant un soutien constant tout au cours de ce travail de rédaction, les membres de notre entourage immédiat ont revécu, souvent péniblement, les épisodes de cette odyssée. Nous les remercions de leur patience et de leur compréhension.

Robert Lacroix et Louis Maheu

Introduction
Une tragédie canadienne-française?

Rares sont les espèces biologiques dont la période de gestation dépasse dix-huit mois… Mais chez les Canadiens français, une entité appelée Centre médical de l'Université de Montréal, conçue il y a déjà trente-huit ans, est encore en période de gestation. Tous les experts consultés sont unanimes. L'accouchement doit être provoqué par une décision rapide du gouvernement de notre province, sans quoi l'élan extraordinaire de la médecine canadienne-française sera entravé et le progrès de l'organisme qui a conçu ce projet sera gravement menacé[1].

À quand, pensez-vous, remonte ce texte? À l'an dernier? À il y a cinq ans? vingt ans?

N'insistez pas, vous seriez dans l'erreur. En fait, ce texte est tiré de la préface d'un livre paru… en 1965. Elle est signée

---

1. Aurèle Beaulnes, Michel Bédard, Pierre Bois, Jean-Pierre Cordeau, Jean-Louis Léger et Gilles Tremblay, *Le Centre médical universitaire. Un passé, une nécessité*, Montréal, Éditions du Jour, 1965, p.10.

par le Dr Jacques Genest, fondateur de l'IRCM (Institut de recherche clinique de Montréal). Le livre, intitulé *Le Centre médical universitaire. Un passé, une nécessité,* raconte l'histoire des projets inachevés de Centre hospitalier de l'Université de Montréal — pas moins de quatre, déjà, à l'époque, dont le premier remonte à 1927[2]. Quel choc a été pour nous la découverte de ce texte de nos prédécesseurs! Nous ne pouvions pas croire que la présente saga du CHUM, qui se déploie depuis le lancement du nouveau projet à la fin des années 1990, n'était qu'une répétition en pire d'histoires du passé aux conclusions malheureuses.

Rappelons les grands traits de ce nouvel épisode de l'histoire du Centre hospitalier de l'Université de Montréal, qui fait l'objet de ce livre. En 2000, le gouvernement du Parti québécois décide et annonce que le CHUM (Centre hospitalier de l'Université de Montréal), créé en 1996, sera érigé sur un site unique, au 6000, rue Saint-Denis. L'arrivée au pouvoir des libéraux en 2003 voit la nomination d'un nouveau ministre de la Santé, qui balaie du revers de la main toutes les études réalisées jusque-là et qui, fort de l'appui d'une commission qu'il a nommée, impose le site du 1000, rue Saint-Denis, autrement dit la réfection de l'actuel hôpital Saint-Luc. Insatisfaite de cette décision, l'Université de Montréal riposte en proposant un projet de technopole de la santé et du savoir, regroupant le CHUM, les facultés de

---

2. Cette histoire est reprise avec moult détails dans le livre de Denis Goulet, *Histoire de la Faculté de médecine de l'Université de Montréal 1843-1993,* VLB éditeur, 1993.

la santé et des entreprises du secteur de la biotechnologie, sur le site de la gare de triage d'Outremont. Le 24 mai 2005, le ministre Couillard rejette cette proposition et confirme le choix du 1000 Saint-Denis. Au moment où paraît ce livre, en automne 2010, les travaux ne sont toujours pas commencés. On prévoit, selon l'hypothèse la plus optimiste, qu'ils seront, peut-être, terminés en 2020.

Cela fera donc bientôt un siècle que Montréal attend son hôpital universitaire francophone, et rien ne laisse croire que celui-ci verra assurément le jour dans un avenir prochain.

Pourquoi la plus grande université québécoise et l'une des plus prestigieuses universités francophones du monde ne dispose-t-elle pas d'un hôpital universitaire à la hauteur de sa mission et de la notoriété de sa faculté de médecine? Il n'est pas possible que toutes ces tentatives avortées ne soient que le fruit du hasard. Cela tient-il à la situation politique du Québec ou de Montréal? Difficile de le croire, car le pendant anglophone du CHUM, le MUHC, a déjà, discrètement, mis en chantier son nouvel hôpital sur le site Glenn Yards. En outre, depuis 1920, McGill a son hôpital universitaire, le Royal Victoria.

Est-ce une incapacité, chez les Québécois francophones, que de ne pouvoir se doter d'une institution aussi essentielle qu'un hôpital universitaire de première catégorie? Nous refusons de voir là une forme de fatalité, mais force est de constater que c'est le prestige de Montréal comme grand centre de savoir francophone qui est menacé, donc le rayonnement du Québec lui-même sur le plan international.

Quoi qu'il en soit, il s'agit encore une fois d'une occasion ratée pour l'Université de Montréal de se positionner parmi les meilleures au monde dans le secteur biomédical-santé.

L'érection d'un centre hospitalier universitaire au cœur du campus de l'Université aurait enfin poussé Montréal à consolider sérieusement sa position de ville de savoir et mené le Québec à poursuivre sa transformation économique en renforçant son économie du savoir.

Il y aura fort probablement un hôpital et un centre de recherche qui seront un jour construits au 1000 Saint-Denis, sur le site de l'actuel hôpital Saint-Luc. Ce nouvel hôpital sera sûrement de meilleure qualité que les hôpitaux vétustes qu'il remplacera et son centre de recherche ne pourra qu'améliorer l'environnement des chercheurs dispersés sur les sites actuels. On sera alors vraisemblablement porté à oublier ce que les économistes appellent le coût d'opportunité de cette réalisation controversée. En d'autres mots, qu'aurait-on pu avoir pour les mêmes sommes investies sur un site plus approprié et dans un nouveau concept de technopole de la santé et du savoir ? Quelle est l'ampleur des coûts économiques et humains de transition que l'on aurait évités ?

Notre objectif, en écrivant ce livre, est de raconter notre vérité sur la saga que nous avons personnellement vécue pendant sept ans. Nous ne visons donc pas à relancer le débat sur le site et le projet choisis en 2005 par le gouvernement en place.

Comment le choix final a-t-il pu aller à l'encontre de ce que souhaitaient non seulement les parties les plus directement impliquées, à savoir les médecins, les chercheurs du CHUM et l'Université de Montréal elle-même, mais aussi la grande majorité des spécialistes qui s'étaient prononcés sur le projet ? Quelle conjonction d'événements a permis un tel gaspillage de temps et de ressources ? Quels rapports de force ont joué, en public ou en coulisses? Quelles ambitions politiques étaient à l'œuvre, ouvertes ou secrètes? Quels rôles ont joué les divers partis politiques et les gouvernements en place? Comment la machine bureaucratique du gouvernement est-elle intervenue? Quel rôle ont joué les médias et les groupes de pression? Quelles erreurs de perception et de communication ont usé la patience de la population?

Pour mieux répondre à ces questions, nous allons d'abord tracer un bref historique des projets de centre hospitalier universitaire qui ont précédé celui qui a provoqué tant de controverses.

I

Rêver un impossible rêve

C'est au début des années 1920 que les autorités de l'Université de Montréal prennent la décision de regrouper l'ensemble de ses activités sur la face nord du mont Royal. Le terrain d'une carrière désaffectée lui avait été donné par la Ville de Montréal, et l'Université avait agrandi cet espace en achetant des terrains à sa périphérie. Dès ce moment se pose la question de savoir si, à l'instar des grands centres universitaires américains tels ceux de Johns Hopkins, de Yale, de Harvard et de l'Université du Michigan, on ne doit pas joindre un hôpital universitaire à la faculté de médecine sur le nouveau campus de l'Université de Montréal. À cette époque, l'Université McGill a déjà son propre hôpital universitaire, le Royal Victoria Hospital, établissement qu'elle a elle-même créé. La médecine qui y est exercée sert déjà de modèle en Amérique du Nord. Revenons au livre d'Aurèle Beaulnes et ses collègues :

> En 1927, après trois années de réflexion, d'enquêtes et de planification du projet, la faculté de médecine et l'Université prennent la mémorable décision de construire l'hôpital et la nouvelle faculté à la montagne.
>
> Donc, il y a trente-huit ans, après une étude sérieuse, l'élite médicale du temps choisit une option bien précise. Elle

décide que la meilleure solution au problème de la survie
de la faculté réside dans la construction d'un centre médical indépendant, dissocié physiquement de tout hôpital
existant et capable, ainsi, de servir plus librement de guide
aux générations futures. [...] Le gouvernement octroie à la
nouvelle corporation de l'hôpital la somme de 1,5 million
de dollars à même les fonds de l'assistance publique[1].

L'effondrement des marchés boursiers en 1929 et la
dépression économique qui suit mettent ce rêve en veilleuse,
comme beaucoup d'autres à l'époque. En effet, l'Université
de Montréal fait alors face à des problèmes financiers
majeurs et le gouvernement du Québec, lui aussi appauvri
par l'état déplorable de l'économie, ne peut tout simplement
pas venir à son secours. On décide, en 1932, de sécuriser la
construction partielle déjà réalisée sur la montagne puis de
mettre le tout en veilleuse jusqu'à nouvel ordre. Cette hiber-
nation dura finalement neuf ans.

Pour Duplessis, non, c'est non

Les travaux reprennent en 1941 sur le mont Royal, et l'Université ouvre enfin son nouveau campus en 1942. Ce grand
bâtiment conçu par Ernest Cormier n'est toutefois pas terminé. La partie qui doit accueillir l'hôpital n'a reçu aucune
finition intérieure et le projet doit être réexaminé après
une décennie de jachère. C'est à la remise en selle de ce projet

---

1. Aurèle Beaulnes *et al.*, *Le Centre médical universitaire*, p. 19.

que travaille la faculté de médecine. Non seulement faut-il reconfirmer les paramètres de ce grand hôpital, mais on doit en plus trouver un financement important pour relancer le tout. Ce n'est qu'en 1953 qu'un nouveau plan, comprenant maintenant un centre de diagnostic, est fin prêt pour soumission. Deux ans plus tard, le premier ministre Duplessis daigne rendre sa réponse. Il n'accepte pas l'ajout d'un centre de diagnostic à l'hôpital projeté. Il faut alors tout reprendre, et c'est ce que font l'Université de Montréal et sa faculté de médecine.

Après trois autres années de travail et de consultations, de tout nouveaux plans peuvent ultimement être transmis au premier ministre du Québec. Nouvel échec!

À l'automne 1957, monsieur Duplessis s'objecte totalement à la réalisation du projet. Les travaux seront alors arrêtés après que 2 millions de dollars de l'argent de la souscription auront été dépensés pour parachever une partie des locaux de l'hôpital[2].

Énergie, temps et argent auront été gaspillés à l'élaboration d'un projet qui, après avoir obtenu l'assentiment de tous, semble-t-il, est rejeté. Les raisons pouvant raisonnablement motiver cette décision de l'autorité politique sont alors loin d'être claires. Est-ce parce que c'est à Montréal? Sûrement, mais à cela s'ajoutent un manque d'intérêt notoire du premier ministre de l'époque pour la chose universitaire et son ignorance probable des liens entre l'amélioration de la qualité des soins et la recherche biomédicale.

---

2. Aurèle Beaulnes *et al.*, *Le Centre médical universitaire*, p. 36.

Lesage dit oui, puis non

À la fin des années 1950, après la mort de Maurice Duplessis, un vent de changement souffle sur le Québec ; vent qui est d'abord incarné par les décisions du nouveau premier ministre, Paul Sauvé, concernant le financement des universités. Enfin, des règles précises et connues de tous le régissent. Sans éradiquer totalement l'arbitraire qui marquait ce financement, elles le réduisent de façon appréciable. Compte tenu de la forte croissance de ses effectifs étudiants, l'Université de Montréal entrevoit alors une possibilité d'étendre son campus pour répondre à ses besoins d'espace, présents et à venir. Est intégré à ce plan de développement un autre projet d'hôpital universitaire, lequel ne serait plus localisé dans le bâtiment principal, mais dans la partie ouest de son campus en plein développement.

L'emplacement est choisi et l'Université obtient du premier ministre de la province la permission d'exproprier les terrains et bâtisses nécessaires à l'édification du Centre médical dans le quadrilatère délimité par les rues Decelles, Tremblay, Louis-Collin, et par le cimetière Notre-Dame-des-Neiges. Pendant les quatre prochaines années, toute la faculté de médecine participera à l'élaboration de nouveaux plans pour le Centre médical[3].

Ce travail est encore fait avec le souci de doter l'Université de Montréal et le Québec d'un hôpital universitaire francophone de calibre international. Ainsi, des membres des

---

3.   Aurèle Beaulnes *et al.*, *Le Centre médical universitaire*, p. 36.

divers comités travaillant au plan directeur de ce nouvel hôpital visitent pas moins de trente-deux centres canadiens, américains et européens sur une période de deux ans. Ces visites et ce travail de conception se font avec la participation active de l'architecte Gilles Larose, qui établira les plans du nouvel hôpital.

Ce projet nouveau est accepté, après de nombreuses révisions, par le Conseil des gouverneurs de l'Université de Montréal en octobre 1964. Son coût est estimé à 40 millions de dollars. Le premier ministre de l'époque, Jean Lesage, donne son aval au projet tout en exprimant le désir que soit augmenté conséquemment le nombre annuel d'étudiants inscrits en médecine, à l'Université de Montréal. Demande qui fut acceptée par la faculté de médecine, qui fit passer le nombre d'étudiants de 512 à 640. Donc, en principe, tout était en place pour amorcer la construction de ce nouvel hôpital. Les terrains avaient été acquis, les plans étaient faits, le premier ministre avait donné son accord et la faculté avait répondu positivement à sa demande d'augmentation des effectifs étudiants en médecine.

Nouveau coup de théâtre ! Sans raison valable et sans discussions avec les parties en cause, le premier ministre Lesage laissa bientôt entendre, par la voix des journaux, que le nouvel hôpital devrait plutôt être construit à même l'hôpital Sainte-Justine. Évidemment, ni l'hôpital Sainte-Justine ni la faculté de médecine ne pouvaient accepter une telle idée qui, sans justification, remettait en cause toute la conception du nouvel hôpital. Il est aussi clair que cette fuite orchestrée dans les journaux visait à tuer le projet de création d'un centre hospitalier de l'Université de Montréal. La direction de l'Université dut en être clairement informée puisque :

Quelques semaines plus tard, les autorités de l'Université de Montréal annoncent, à leur tour, que le terrain jadis acquis au coût de 3 millions de dollars pour y construire le Centre médical sera dorénavant utilisé pour la construction des nouveaux édifices de la faculté des sciences sociales et de la faculté de droit[4].

Que s'était-il passé ? À partir d'un événement fortuit qui s'est produit beaucoup plus tard, on peut s'en faire une bonne idée. En 2004, au moment où battait son plein la controverse publique relative au projet d'implanter une technopole de la santé et du savoir sur le site Outremont, un architecte du nom de Gilles Larose demande un rendez-vous à Robert Lacroix, alors recteur de l'Université. Il annonce qu'il veut l'entretenir du concept d'hôpital universitaire. Un rendez-vous est accordé à l'architecte. D'entrée de jeu, ce dernier se lance dans une défense passionnée du concept mis de l'avant par l'Université pour le site Outremont, à savoir le regroupement sur un même site de l'hôpital universitaire et des différentes facultés du secteur de la santé. C'est le meilleur concept possible, avance-t-il, comme le confirme le fait que c'est celui qui a prévalu dans plusieurs grands centres universitaires du monde. Et l'architecte d'ajouter que ce concept l'avait inspiré lorsqu'il avait lui-même tracé les plans, au milieu des années 1960, de l'hôpital qui devait être construit sur la partie ouest du campus de l'Université de Montréal. Gilles Larose remet alors à Robert Lacroix une copie de ces plans après en avoir expliqué la logique et le contenu. Le

---

4.   Aurèle Beaulnes *et al., Le Centre médical universitaire*, p. 46.

concept tel qu'actualisé par cet architecte était remarquable. On pouvait dès lors imaginer facilement à quel point la réalisation de ce projet aurait été bénéfique pour la qualité de la formation à la faculté de médecine, pour l'excellence des soins dispensés, y compris les soins spécialisés, et ultimement pour le développement de la recherche biomédicale à l'Université de Montréal et au Québec.

La surprise passée, Robert Lacroix en profita pour lui demander ce qui était arrivé en 1965. Pourquoi ce remarquable projet avait-il été remis en cause par le premier ministre de l'époque? La réponse de l'architecte a de quoi surprendre. Avant que la réalisation du projet de l'Université de Montréal ne soit mise en marche, des amis du premier ministre l'avaient convaincu que la meilleure façon d'accroître les admissions aux études médicales était de créer ailleurs au Québec une autre faculté de médecine dotée de son propre hôpital universitaire. Et le lieu idéal pour ce faire aurait été le campus de l'Université de Sherbrooke. On ne saura évidemment jamais pourquoi Jean Lesage a pris pareille décision au détriment, finalement, de l'Université de Montréal. Cette dernière, à l'époque et encore aujourd'hui le vaisseau amiral des universités francophones dans le secteur médical, travaillait à ce projet depuis près de cinquante ans. Il est aussi étonnant que la direction de l'Université de Montréal ait accepté sans plus de résistance, semble-t-il, cette décision politique aux conséquences graves quant au développement futur de sa faculté de médecine et de la médecine universitaire francophone dans la grande région de Montréal.

Le concept qui avait été développé originalement pour le Centre médical de l'Université de Montréal fut pratiquement appliqué de façon intégrale au nouveau complexe faculté de médecine-hôpital universitaire de l'Université de Sherbrooke. Qui plus est, compte tenu de sa vaste expérience acquise dans l'élaboration du projet de l'Université de Montréal, l'architecte Gilles Larose lui-même avait été choisi pour concevoir ce nouveau complexe hospitalier. Ce dernier avoua qu'une grande partie des plans mis au point pour le Centre médical de l'Université de Montréal furent finalement utilisés pour réaliser celui de l'Université de Sherbrooke. Mince consolation pour tous ceux qui avaient encore cru qu'enfin l'Université de Montréal aurait pu réunir, sur son propre campus et dans l'intérêt de la collectivité montréalaise et québécoise, sa faculté de médecine, d'autres facultés relatives au domaine de la santé et un hôpital universitaire en phase avec sa mission particulière au Québec et son immense potentiel.

Après quatre grands projets développés avec précision et enthousiasme jusqu'au stade de leur mise en marche concrète, et dont les trois derniers avaient avorté à cause de décisions marquées d'un arbitraire politique évident, on comprendra que l'Université de Montréal comme sa faculté de médecine pouvaient être réticentes à se mobiliser à nouveau pour entreprendre un autre grand projet de ce genre. On a donc adopté une solution de rechange.

Un substitut imparfait, un réseau d'hôpitaux affiliés

L'Université de Montréal n'ayant jamais pu créer son propre hôpital universitaire, elle développa donc, tout au long de son histoire, un réseau d'hôpitaux affiliés pour y former ses étudiants dans le secteur de la santé, dont ceux qui se destinaient à la médecine, et y faire une partie de ses recherches dans le secteur biomédical. Des contrats formels d'affiliation furent et sont toujours signés avec plus d'une vingtaine d'hôpitaux et d'instituts affiliés spécifiant les pouvoirs et responsabilités des parties et leur contribution respective aux activités de formation et de recherche. Tous ces hôpitaux rendirent possible la mission de formation et de recherche de l'Université de Montréal dans le secteur biomédical, mais de manière inégale. Ils n'avaient en effet ni la même dimension, ni le même degré de spécialisation, ni les mêmes capacités de formation et de recherche.

Par ailleurs, ces hôpitaux affiliés furent toujours pleinement indépendants de l'Université de Montréal, et un pourcentage plus ou moins important de leurs professionnels s'impliqua réellement dans des activités universitaires. En clair, il ne s'agissait pas d'hôpitaux universitaires au sens strict du terme. Ils n'étaient pas comparables aux grands hôpitaux universitaires américains, ni même aux hôpitaux de l'Université McGill, qui avait elle-même créé, entre autres, le Royal Victoria Hospital. De ce fait, les relations entre l'Université de Montréal, sa faculté de médecine et ces hôpitaux affiliés furent toujours difficiles et souvent conflictuelles. Ajoutons que la structure de gouvernance, de direction et de gestion de ces hôpitaux, de même que les ressources qui leur étaient disponibles, rendaient impossible une intégration complète et harmonieuse de leur vocation universitaire dans leur vocation hospitalière. Ainsi, les modes de rémunération des médecins prenaient peu ou pas en compte les composantes de la charge normale de travail des médecins dans un centre hospitalier universitaire. Il en

allait de même pour l'allocation du temps des autres professionnels de la santé, laquelle n'intégrait pas explicitement, et
avec les compensations requises, les volets enseignement
et recherche de leur charge.

Bref, on comptait beaucoup sur la bonne volonté de plusieurs, la passion d'un petit nombre et le bénévolat des autres
pour faire fonctionner à peu près convenablement ces sem-
blants d'hôpital universitaire. Pour la direction et les conseils
d'administration de ces hôpitaux, de même que pour le
ministère de la Santé, le poids de l'Université dans leurs décisions et dans le choix de leurs orientations stratégiques était
très faible, sinon nul. La dépendance de ces hôpitaux envers
le ministère de la Santé était donc complète. Il faut encore se
rappeler que la majorité des médecins et des autres professionnels de la santé qui y œuvraient n'avaient pas choisi d'y
faire une carrière avec de fortes exigences universitaires, mais
bien une carrière de praticien de haute qualité.

L'épisode de l'Hôtel-Dieu

À la fin des années 1980 se produisit le fameux épisode de
l'Hôtel-Dieu. Soulignons d'abord que cet épisode n'a rien à
voir avec la perpétuelle quête, par la faculté de médecine de
l'Université de Montréal, de son propre hôpital universitaire. En tant que tel, il ne fait pas partie de la famille des
quatre projets précédents dont nous venons de faire état. Il
se distingue tout autant du projet particulier d'un centre
hospitalier universitaire né au milieu des années 1990 et
dont ce livre traite. Il illustre à merveille, par contre, les dys-
fonctionnements inhérents à ce système d'hôpitaux affiliés,

répartis sur plusieurs sites et dépendant d'autorités différentes et parfois antagonistes.

L'Hôtel-Dieu, comme d'autres grands hôpitaux de Montréal tels Notre-Dame, Sacré-Cœur et Saint-Luc, était un établissement ayant un statut universitaire, que lui donnait son affiliation à l'Université de Montréal. Les programmes de formation de l'Université de Montréal qui y étaient offerts étaient régulièrement examinés par des organismes nationaux d'accréditation, qui en jugeaient la qualité. Or, l'Hôtel-Dieu, qui avait été un des fleurons de la médecine francophone au Québec et qui avait une notoriété particulière compte tenu de son histoire, était menacé de perdre son accréditation universitaire dans certains programmes. L'une des raisons tenait à la vétusté de ses locaux, rendus impropres au développement tant des pratiques médicales les plus modernes que de la recherche biomédicale de pointe.

À la fin des années 1980, le conseil d'administration de l'hôpital lança donc un cri d'alarme au gouvernement du Québec pour qu'un investissement immobilier majeur soit fait dans cet hôpital, afin de sauver sa mission universitaire et la qualité des soins qui y étaient dispensés. En principe, deux solutions étaient possibles : soit rénover de fond en comble ce vieil hôpital, soit en construire un tout neuf sur un autre site. Dans ce dernier cas, le vieil hôpital pourrait être réaffecté à une vocation moins exigeante quant à la modernité des locaux. Le gouvernement arriva rapidement à la conclusion que rénover complètement un hôpital pleinement actif et comptant 600 lits entraînerait des coûts sûrement très élevés et hautement imprévisibles. De plus, ces rénovations majeures entraîneraient pendant des années des perturbations importantes dans cet hôpital et probablement dans tout le réseau hospitalier montréalais. En conséquence, la décision fut d'abord prise de construire un nouvel hôpital, et de le faire sur un autre site. Une deuxième décision porta sur le choix du site ; le gouvernement opta pour le secteur de Rivière-des-Prairies. Se forma alors une vaste coalition pour sauver l'Hôtel-Dieu sur son site actuel. Cette coalition réussit à faire reculer le gouvernement, mais les investissements importants qui auraient été requis pour redonner à l'Hôtel-Dieu son lustre et son statut d'antan ne furent jamais consentis. On se contenta toujours de parer au plus pressé.

L'Université de Montréal et sa faculté de médecine furent assez peu présentes dans ce long et pénible débat relatif au sort de l'Hôtel-Dieu. Certains de leurs professeurs y jouèrent, toutefois, un rôle de premier plan, et la direction de la faculté de médecine manifesta tardivement ses inquiétudes quant à cette relocalisation de l'Hôtel-Dieu. La raison première de cette passivité relative prend probablement racine dans un facteur que nous avons antérieurement identifié : il s'agissait là d'un débat à propos du devenir d'un seul des hôpitaux affiliés à l'Université de Montréal. Ce qui était en cause n'était pas alors le projet initié et rêvé par l'Université, soit celui d'un complexe faculté de médecine-hôpital érigé sur son propre campus.

Nouvelles règles du jeu : la création des CHU

La décision du ministre Rochon de restructurer, au milieu des années 1990, le réseau québécois de la santé impliquait une hiérarchisation des hôpitaux du Québec, avec au sommet de la pyramide les CHU (centres hospitaliers universitaires). Ces derniers devaient assurer des soins de première et de deuxième ligne, tout en consacrant une part importante de leurs activités et ressources aux soins plus spécialisés, identifiés à l'occasion comme des soins de troisième, voire de quatrième ligne. De plus, les CHU avaient comme autres missions de développer la recherche biomédicale et clinique, de s'intéresser activement à l'évaluation des technologies médicales et de valoriser les fruits de la recherche biomédicale. Ils étaient appelés à le faire en recrutant du personnel médical et des professionnels de la santé ouverts et aptes à assumer les exigences de la médecine universitaire sur les plans de l'enseignement, de la recherche et de la dispensation des soins. Des plans de carrière et de pratiques adaptés à leurs tâches particulières, avec structure de rémunération appropriée, devaient leur être proposés, le tout autant dans le but d'améliorer les soins que dans une perspective de développement économique.

Pareil concept d'un CHU plaisait beaucoup à l'Université de Montréal. Mais il n'était pas sans secouer fortement la structure en place, les cultures locales et les habitudes acquises au sein du réseau des hôpitaux affiliés à l'Université, dont aucun n'avait toutes les caractéristiques d'un CHU. Évidemment, les six plus grands hôpitaux affiliés à l'Université (Notre-Dame, l'Hôtel-Dieu, Saint-Luc, le Sacré-Cœur, Maisonneuve-Rosemont et Sainte-Justine) se voyaient tous comme des CHU et non comme de simples hôpitaux affiliés. D'ailleurs, tous craignaient de perdre une partie importante, sinon la totalité de leurs activités d'enseignement et de recherche s'ils n'obtenaient pas le statut de CHU.

Une série de travaux furent alors réalisés, toujours au milieu des années 1990. Ils conduisirent, à tort ou à raison, à trois décisions majeures : d'abord, le Sacré-Cœur et Maison-neuve-Rosemont ne seraient pas des CHU ; ensuite, le CHU de l'Université de Montréal serait fait du regroupement des trois hôpitaux du centre-ville, à savoir Notre-Dame, Saint-Luc et l'Hôtel-Dieu ; enfin, l'hôpital Sainte-Justine deviendrait le CHU Mère-enfant du Québec et serait rattaché à l'Université de Montréal. Les décisions qui s'ensuivirent occasionnèrent des tensions majeures, et au sein du réseau d'hôpitaux et entre les hôpitaux du réseau et l'Université de Montréal. Les exclus ne comprenaient pas leur exclusion et blâmaient l'Université de les avoir laissé tomber malgré les énormes services qu'ils avaient rendus à l'institution et malgré leur qualité comparable, dans plusieurs secteurs clés de la médecine, à celle des trois hôpitaux retenus.

Les trois hôpitaux sélectionnés pour former ensemble le nouveau CHUM ne se réjouissaient pas davantage de la décision, puisque chacun se voyait comme l'hôpital à partir duquel on créerait le CHUM. Le corps médical et les autres professionnels de Notre-Dame ne se voyaient pas très bien travailler avec les médecins et professionnels des deux autres hôpitaux. Il en était de même pour ceux de l'Hôtel-Dieu, puis ultimement pour ceux de Saint-Luc. Ces trois hôpitaux avaient une histoire et une culture spécifiques et avaient une perception bien particulière des autres hôpitaux. Chacun reprochait donc à l'Université de Montréal d'avoir cautionné le processus qui l'avait ramené au même niveau que les deux autres.

Il faut aussi réaliser que faire un seul CHU de ces trois hôpitaux avait pour chacun des conséquences très importantes. Il ne s'agissait pas de renforcer ces établissements dans ce qu'ils étaient ou croyaient être déjà. Au contraire, il fallait en quelque sorte déconstruire chacun des hôpitaux pour reconstruire un CHUM unique fonctionnel et efficace sur trois sites. Cela voulait dire regrouper certaines spécialités en un lieu, et pas ailleurs, pour obtenir des masses critiques permettant la concentration d'excellence requise pour la qualité et l'efficacité non seulement des soins, mais aussi de la formation dans les diverses disciplines de la santé, et reconfigurer les activités de recherche en conséquence. Cela voulait dire transformer l'offre globale de services de ce nouvel hôpital pour qu'elle soit conséquente avec le rôle spécifique que doit jouer un CHU dans la prestation de soins, dans la formation des professionnels de la santé, dans la recherche en santé et dans l'évaluation des technologies médicales. Cela voulait dire aussi mettre en place un système de rémunération des médecins et des autres professionnels de la santé qui soit compatible avec la mission universitaire de ce CHU.

S'ajoutait à cela la nécessité d'avoir des modes de gouvernance et une composition de l'unique conseil d'administration du CHU qui soient en phase avec sa mission complexe. Évidemment, face à une transformation d'une telle ampleur, chacun des trois hôpitaux avait l'impression d'être ramené à une partie d'hôpital, sans vraiment en voir les bénéfices. Il fallait beaucoup d'imagination et très peu de connaissance de la vie hospitalière pour croire qu'il était possible d'avoir un grand hôpital universitaire de calibre international divisé sur trois sites aussi distants l'un de l'autre et éloignés du campus universitaire. Les médecins et les autres professionnels de la santé des trois hôpitaux n'y croyaient tout simplement pas. C'est pourquoi ils défendaient si âprement leur propre hôpital, qu'ils croyaient, tout compte fait, plus fonctionnel que le modèle quelque peu informe, et unique dans le monde des grands hôpitaux universitaires, qu'on leur proposait.

En résumé : les gouvernements du Québec font d'abord successivement avorter quatre projets d'hôpital universitaire conçus par la faculté de médecine à la mesure de ce qui se faisait de mieux dans le monde. Ensuite, l'Université de Montréal arrive à pallier tant bien que mal ces refus gouvernementaux répétés en se créant un réseau d'hôpitaux affiliés et en y développant des unités d'enseignement et de recherche. Enfin, le gouvernement du Québec décide qu'il y aura des CHU au Québec et que celui de l'Université de Montréal, officiellement créé le 1er octobre 1996, résultera d'une fusion administrative de trois hôpitaux du centre-ville, avec des activités hospitalières maintenues sur les trois sites. Non seulement, donc, on avait systématiquement refusé les projets de la faculté de médecine de l'Université de Montréal, mais on démolissait la solution alternative qu'elle avait proposée, imparfaite mais fonctionnelle, pour faire place à un projet ministériel qui n'avait alors de sens que pour les bureaucrates de Québec.

Le conseil d'administration qui fut mis en place pour réaliser ce projet regroupait des individus tout à fait respectables, mais collectivement incapables de faire progresser un tel projet. En effet, on avait nommé sur ce conseil les présidents des conseils d'administration des trois hôpitaux à fusionner, des représentants des patients et de la population desservie (un concept pas toujours facile à cerner), des représentants de la société civile et de l'Université. D'abord, les ex-présidents pouvaient difficilement concevoir la déconstruction de leur établissement. Ensuite, à l'exception des représentants universitaires, les autres membres avaient peu ou pas du tout d'expérience de ce qu'était un hôpital universitaire d'envergure internationale. Il s'agissait en somme d'un conseil d'administration qui aurait pu exercer sans trop de problèmes ses responsabilités au sommet d'un hôpital général en pleine opération, mais qui était tout à fait inadéquat pour créer un grand hôpital universitaire dans un contexte extrêmement difficile.

Autre élément important du contexte : le projet de création d'un nouvel hôpital universitaire pour l'Université McGill. Ce dernier, d'ailleurs, donnait l'impression de se développer dans l'harmonie et la cohérence, sur un nouveau site de quelque 2 millions de pieds carrés où se regroupe- raient l'ensemble des activités hospitalières déjà bien inté- grées à l'Université McGill. On sait que tout n'était pas har- monieux et cohérent dans le projet McGill, comme c'est le cas pour tout projet d'envergure, mais la perception a tou- jours préséance sur la réalité. Pour la portion des médecins et des chercheurs du CHUM qui étaient le plus impliqués auprès de l'Université, comme pour l'Université elle-même, il y avait apparence de « deux poids, deux mesures ». L'Uni- versité de Montréal attendait son hôpital universitaire depuis près de quatre-vingt-dix ans et avait élaboré plusieurs projets qui avaient tous avorté. Aussi acceptait-elle difficilement que cet hôpital soit finalement constitué par le recyclage de trois vieux hôpitaux non seulement fort éloignés l'un de l'autre, mais aussi éloignés de son campus.

On connut alors près de trois années de batailles rangées entre les diverses composantes du CHUM. Les réunions publiques du conseil d'administration constituaient des évé- nements médiatiques parmi les plus courus à Montréal. Les plans de réorganisation se succédaient, les projets de mise à niveau des installations s'élaboraient, mais tout se brisait sur l'absence d'un consensus minimal quant aux objectifs de cette vaste opération et aux moyens de les atteindre.

Pour empirer les choses, la nécessité de réduire radicalement le déficit budgétaire du gouvernement du Québec, à la fin des années 1990, amena une compression massive des dépenses. Elle frappa de plein fouet le secteur de la santé. Les hôpitaux manquaient de plus en plus de l'essentiel, accumulaient les déficits et tentaient en même temps de mettre en place des réformes structurelles majeures. On comprend que, sur le terrain, la grogne était forte, et le beau rêve d'un grand hôpital universitaire en prenait pour son rhume.

C'est au milieu de cette crise, en juin 1998, que Robert Lacroix devint recteur de l'Université de Montréal. Il fut immédiatement assailli par les représentants de divers groupes du milieu hospitalier venus lui présenter leur vision du futur CHUM et demandant à l'Université de Montréal d'accroître son leadership dans ce dossier, comptant le convaincre de la justesse de leur cause. La situation était très complexe, et l'image de l'Université de Montréal auprès des hôpitaux concernés n'était pas à son meilleur. Il fallait donc prendre le temps d'évaluer correctement cette situation, de retisser les liens avec le milieu hospitalier et de bien choisir son moment pour une prise de position de l'Université de Montréal dans ce dossier.

Dès son entrée en fonction, la nouvelle équipe de direction de l'Université de Montréal mit au point un plan d'action couvrant les cinq années de son mandat. Ce plan fut présenté aux instances de l'Université et à l'ensemble de la communauté universitaire. Une section majeure de ce plan concernait justement les sciences biomédicales à l'Université et leurs rapports multidimensionnels avec les soins aux patients ; la formation des professionnels de la santé de demain ; la promotion de la recherche dans ce secteur et ses liens avec la formation des chercheurs et spécialistes de pointe ; et, enfin, les retombées de la recherche et des technologies de la santé en termes d'innovation et de développement économique et social. Le tout était appuyé sur le constat que déjà l'Université de Montréal, dans les divers secteurs professionnels et universitaires de la santé, apportait à la collectivité montréalaise et québécoise des compétences et des savoirs importants et souvent inégalés. Sa force et ses ressources dans ces domaines étaient en outre prometteuses de plus grands apports si un effort soutenu de regroupement, de coordination et d'innovation et une vision stratégique claire parvenaient à galvaniser ces milieux. Dans cet ensemble, le projet du CHUM, s'il n'était pas le seul élément important, jouait toutefois un rôle clé. Les divers groupes constitutifs du secteur des sciences de la santé de l'Université, qui avaient été consultés au moment de la conception de ce plan d'action, y apportèrent un appui enthousiaste — appui qui révélait une adhésion à la vision de la direction de l'Université quant au rôle stratégique du CHUM.

Une « fenêtre d'opportunité » s'ouvrit bientôt lorsque Pauline Marois fut nommée ministre de la Santé par Lucien Bouchard, en décembre 1998.

2

Le phénix prend son envol

Il était clair que, dans le mandat que le premier ministre avait confié à Pauline Marois, apporter une solution à la saga du CHUM figurait en haut de la liste des priorités. Robert Lacroix eut avec elle une première rencontre pour discuter de cet épineux dossier. Leurs vues convergèrent rapidement — ils faisaient la même lecture de la situation et ne traînaient pas le poids des décisions passées. Après un certain temps, ils arrivèrent à deux constats et à deux grandes conclusions. Le premier constat était que la constitution du CHUM par le recyclage de bâtiments préexistants sur trois sites éloignés l'un de l'autre n'avait aucune chance de réussir parce qu'il s'agissait d'un mauvais projet. Le second constat était que le conseil d'administration du CHUM et sa direction ne pouvaient assumer l'énorme responsabilité de la conception et de la construction d'un grand hôpital universitaire tout en veillant à son fonctionnement quotidien. La première conclusion était ainsi que le CHUM devait être édifié sur un site unique, et la seconde qu'il fallait créer une entité nouvelle et autonome pour s'en occuper.

Le choix du 6000 Saint-Denis

Dans le présent chapitre, nous nous intéresserons à la question du choix du site unique. Le chapitre suivant traitera de l'entité nouvelle qui sera responsable de la réalisation du projet. La décision de l'unicité du site pour les activités du CHUM était incontournable. Mais le choix du site, lui, n'avait rien d'évident. Autant l'Hôtel-Dieu que Notre-Dame croyaient avoir tous les atouts pour devenir, une fois rénovés et agrandis, le nouveau CHUM. La coalition appuyant l'Hôtel-Dieu était particulièrement forte. (Souvenons-nous que cette coalition avait réussi à contrer le projet du ministre Marc-Yvan Côté de construire un hôpital à Rivière-des-Prairies en remplacement de l'Hôtel-Dieu devenu vétuste.) Les machines à pression se mirent donc rapidement en marche pour défendre l'un ou l'autre des deux sites appelés à devenir le site unique.

La décision que prendrait la ministre s'annonçait donc très difficile. Lors d'une de leurs nombreuses rencontres, Pauline Marois demanda à Robert Lacroix si la direction de l'Université appuierait la décision qui serait éventuellement prise. Sa réponse fut positive, mais à une condition : que la ministre obtienne une étude sérieuse des sites possibles, incluant les sites existants, et qu'elle prenne une décision découlant clairement des résultats de cette étude. Il fallait à tout prix que l'on puisse défendre rationnellement le choix, quel qu'il soit. C'est ce que comptait faire la ministre, qui ne voulait pas revivre ce qu'avait vécu le ministre Côté.

Pauline Marois confia alors un mandat clair à la Corporation d'habitation du Québec (CHQ) : trouver un site unique pour le CHUM parmi tous les sites potentiellement disponibles, incluant les trois sites des hôpitaux regroupés sous l'entité CHUM. La CHQ confia à son tour un mandat d'étude à une firme d'experts dans le domaine. Cinq sites furent étudiés plus en profondeur, incluant les sites des trois hôpitaux du centre-ville.

La qualité de chacun des sites fut évaluée à partir de vingt-deux paramètres regroupés en trois grandes catégories : le site lui-même, sa fonctionnalité, et la mise en œuvre/réalisation du projet. La catégorie « site » regroupait les douze facteurs suivants : les superficies, les accès routiers, le transport en commun, l'identification des entrées, l'intégration dans le quartier, la réglementation, le patrimoine, la configuration du site, l'impact sur le domaine public, la possibilité d'expansion, les risques environnementaux, et les espaces verts et les parcs. Dans la catégorie « fonctionnalité », on évaluait les cinq facteurs suivants : la qualité des aménagements des unités d'hospitalisation, la qualité des aménagements des autres secteurs, les relations de proximité, l'accès à la lumière naturelle, et l'environnement visuel et sonore. Enfin, dans la catégorie « mise en œuvre/réalisation », on trouvait cinq facteurs : la consolidation du site, la démolition, la relocalisation temporaire et le maintien des opérations, la facilité de réalisation de la construction, et la durée du projet. Il ne s'agissait donc pas de se limiter aux premières impressions ou aux a priori de chacun, mais bien de voir quel serait, selon l'approche la plus objective possible, le meilleur territoire pour construire le CHUM sur un site unique.

L'étude disqualifia d'abord les sites des trois hôpitaux qui composaient le CHUM. Plusieurs facteurs contribuèrent, simultanément et de différentes façons, au rejet des sites

existants, allant de l'accès routier difficile à une réglementation contraignante, de la configuration particulière du site
à la faible possibilité d'expansion, de la grande difficulté
du maintien des opérations durant les rénovations et la
construction aux difficultés de réalisation de la construction.
Pour la direction de l'Université, trois facteurs apparurent
dominants dans la disqualification des sites existants : les
coûts et les risques de construction, notamment pour des
sites localisés dans le centre-ville, la quasi-impossibilité
d'évaluer les risques et les coûts de transition de l'hôpital
ancien vers le nouveau CHUM sur un site existant, et, enfin,
la dimension des sites.

Quant aux coûts de construction, l'ensemble des études
sur le sujet ne laissaient aucun doute : il en coûtait toujours
plus cher de rénover complètement et d'agrandir simultanément un vieil hôpital que d'en construire un nouveau. Les
risques de dépassement de coûts sont, en outre, nettement
supérieurs lorsqu'on tente de faire du neuf avec du vieux :
personne ne peut dire avec certitude ce que l'on trouvera
derrière les vieux murs et sous les vieux bâtiments. De plus,
il était difficile, sinon impossible, qu'un vieil hôpital rénové
et agrandi puisse répondre aussi efficacement qu'un hôpital
neuf aux nouveaux besoins et à l'intégration des technologies médicales émergentes. Il en était de même pour la flexi-
bilité, nettement supérieure, qu'assurait un nouvel hôpital
quant aux besoins futurs, prolongeant ainsi sa durée de vie
utile. Pour avoir connu et vécu l'histoire d'innombrables
rénovations dans l'immeuble principal de l'Université de
Montréal, qui date des années 1930, la direction de l'Université saisissait clairement ces enjeux.

Par ailleurs, une transition qui puisse se faire sans interruption des opérations dans l'hôpital posait des problèmes de taille. Comment était-il possible de faire fonctionner un hôpital de plus de 400 lits avec ses salles d'opération, son urgence, ses soins intensifs, tout en le rénovant et en en doublant la superficie? D'autant qu'il s'agissait de travaux non pas de quelques mois, mais bien de quatre à sept ans, selon le degré d'optimisme des spécialistes consultés.

La dimension des sites des hôpitaux existants était problématique compte tenu de la taille voulue pour le nouvel hôpital, à savoir quelque 900 lits. S'ajoutaient à cela la nécessité d'avoir des possibilités d'expansion pour ce nouvel hôpital et l'intérêt de développer à proximité un secteur de recherche et d'innovation biomédicales. Il s'agissait, en effet, de construire un grand hôpital universitaire de calibre international pour le prochain demi-siècle. Une précaution élémentaire était donc de donner à cette institution nouvelle, dans la mesure du possible, un espace suffisamment vaste pour en permettre les évolutions, même imprévisibles. Aucun des sites existants n'offrait cette possibilité.

Ce nouvel hôpital devait aussi intensifier l'une de ses missions, celle portant sur la recherche biomédicale, la transformation accélérée des résultats de cette recherche en soins médicaux améliorés et leur valorisation socioéconomique. Montréal, la première grande ville industrielle du Canada, avait vu apparaître, dans les années 1970, les premiers jalons d'une transformation majeure de sa structure industrielle, cette dernière reposant sur le savoir et l'innovation. Le développement unique de l'éducation au Québec et de la formation universitaire, notamment à Montréal, préparait remarquablement bien cette ville à prendre, avant toutes les autres régions du Canada, le virage de l'économie du savoir.

Plusieurs secteurs de l'économie du savoir émergèrent donc à Montréal, et le secteur des biotechnologies connut un essor considérable dans les années 1990. À cette époque, Montréal était vu de plus en plus comme un lieu privilégié de concentration des biotechnologies au Canada, mais aussi dans l'ensemble du monde industrialisé. Dès lors, on concevait les nouveaux hôpitaux universitaires non seulement comme des centres de dispense de soins de grande qualité, mais aussi comme des moteurs exceptionnels de développement du secteur des biotechnologies à Montréal, secteur déjà bien implanté et compétitif au niveau international. On devait donc voir les coûts de ces nouvelles infrastructures hospitalières comme un investissement de première qualité dans le futur de l'économie de Montréal et du Québec. Montréal International pilota d'ailleurs, à cette époque, une vaste étude sur le potentiel de Montréal comme lieu privilégié de concentration de l'industrie des biotechnologies, dont les conclusions étaient sans équivoque quant au rôle majeur que devaient jouer les deux grands hôpitaux universitaires en devenir.

Pour maximiser l'impact de ces deux hôpitaux universitaires sur le développement des biotechnologies à Montréal, il fallait accroître les synergies entre le milieu de la recherche universitaire et celui de l'innovation industrielle et commerciale. Les expériences les plus réussies dans le monde mettaient l'accent sur trois conditions : une recherche universitaire d'envergure mondiale, des liens étroits entre la recherche et la mise au point de traitements nouveaux pour des maladies aux conséquences graves, des contacts permanents entre le milieu de la recherche universitaire et l'industrie du développement du médicament.

Dans tout cela, le secteur biomédical montrait particulièrement bien que la recherche fondamentale tendait de plus en plus à être elle-même reliée directement à des brevets et des retombées pratiques, sans la transition habituelle par la recherche plus appliquée et la recherche-développement. D'où le concept de vaste campus hospitalier universitaire permettant, d'une part, une expansion continue des activités de recherche et de formation et, d'autre part, l'accueil d'entreprises des secteurs biotechnologique et pharmaceutique. Il était évident qu'aucun des sites existants ne permettait l'implantation d'un tel concept. C'est d'ailleurs pourquoi le Centre de santé de l'Université McGill avait fait l'acquisition du terrain de la cour Glen, de 2 millions de pieds carrés.

De tous les sites considérés, le 6000 Saint-Denis s'avéra finalement le plus apte à répondre aux besoins du CHUM. L'emplacement était loin d'être parfait, mais pouvait-on trouver la perfection au sein de Montréal, ville déjà largement bâtie ? Ce site se trouvait au coin du boulevard Rosemont et de la rue Saint-Denis, et faisait près de 1 million de pieds carrés. Les vingt-deux facteurs retenus pour l'analyse comparative des divers sites pouvaient recevoir l'une ou l'autre des quatre cotes suivantes : excellent, bon, passable, médiocre. Le 6000 Saint-Denis recevait 13 mentions « excellent », 8 mentions « bon » et une mention « passable ». Par comparaison et à titre illustratif, le site Hôtel-Dieu recevait 3 mentions « excellent » ; 7 mentions « bon » ; 3 mentions « passable » et 9 mentions « médiocre ».

Tout en reconnaissant la qualité des analyses qui conduisaient au choix éventuel du 6000 Saint-Denis, la direction de l'Université n'en était pas, au départ, très heureuse. Son objection majeure portait sur la dimension du site. Idéalement, le site devait faire entre 2 et 3 millions de pieds carrés pour convenir parfaitement aux diverses missions du CHUM. Par ailleurs, on s'apprêtait à faire un investissement de plus d'un milliard de dollars : son rendement futur ne devait pas être contraint par l'exiguïté du site choisi. Mme Marois se disait en accord avec l'objection de la direction de l'Université, mais fit observer qu'il n'y avait pas de sites plus grands dans les territoires occupés par le bassin de population que devait servir le CHUM. Cependant, le site pourrait être étendu au besoin par le biais d'une réserve foncière qui serait mise sur ses pourtours, accordant des droits d'expropriation.

La direction de l'établissement conclut donc que l'Université de Montréal devait non seulement accepter ce site, mais encore soutenir et défendre cette option. Les instances de l'Université et la faculté de médecine se rallièrent donc au choix du gouvernement et donnèrent à la ministre un appui permanent et actif. Évidemment, lorsque quelques années plus tard la direction de l'Université apprit que la gare de triage Outremont, d'une superficie de 3 millions de pieds carrés et située juste au bas de son campus, serait éventuellement disponible, elle se demanda pourquoi ce terrain n'avait pas fait partie de la brochette initiale des sites étudiés. La seule réponse plausible à cette question lui a semblé être les réticences de la bureaucratie de Québec à localiser le CHUM à l'ouest du boulevard Saint-Laurent. L'histoire se répétait peut-être ici, puisque la localisation de l'Université de Montréal sur le flanc nord du mont Royal et à l'ouest de Saint-Laurent ainsi que la décision de l'hôpital Sainte-Justine de la rejoindre dans les années 1950 avaient soulevé un tollé à Montréal et à Québec. Compte tenu, toutefois, de l'avancement des travaux sur le 6000 Saint-Denis au moment où elle apprit cela, l'Université de Montréal décida de maintenir son appui au projet.

L'annonce du site et les réactions

L'annonce de la décision gouvernementale fut soigneusement préparée. Elle allait forcément remettre en cause l'ensemble du travail qui avait été fait dans les années antérieures. En effet, un travail considérable avait été fait par le conseil d'administration et la direction du CHUM pour concevoir un plan d'opération des activités coordonnées de l'hôpital universitaire sur trois sites et en favoriser l'implantation. L'implication des instances du CHUM dans le processus ayant mené au choix du site unique avait été minime, et l'on pouvait donc difficilement s'attendre de leur part à l'expression d'un appui enthousiaste.

Pour bien marquer le changement de cap, la ministre avait décidé de faire l'annonce du nouveau site en janvier 2000 dans le Hall d'honneur de l'Université de Montréal : il s'agissait d'un terrain neutre par rapport aux trois hôpitaux constituant le CHUM. Pour l'Université, il s'agissait aussi d'un puissant rappel que ce nouvel hôpital était un établissement universitaire, avec une mission et des caractéristiques spécifiques, et qu'il était de surcroît l'hôpital universitaire de l'Université de Montréal. Ce fait mettait en évidence le rôle majeur que l'Université de Montréal devait jouer dans sa conception et sa mise en place.

Soulignons que ce n'était pas nécessairement la vision des hauts fonctionnaires du ministère de la Santé, de la direction et d'une partie des membres du conseil d'administration du CHUM. Le choix, par Pauline Marois et Lucien Bouchard, du lieu d'où se ferait l'annonce du nouveau site était donc loin d'être le fruit du hasard : il envoyait un signal clair aux fonctionnaires du ministère de la Santé et aux instances du CHUM indiquant que le gouvernement reconnaissait le rôle de premier plan de l'Université de Montréal dans ce vaste projet de société. Ce signal, depuis longtemps attendu, fut compris et hautement apprécié par la direction, les instances et la faculté de médecine de l'Université de Montréal. Comment pouvait-on croire qu'il était possible de concevoir et d'implanter un hôpital *universitaire* sans une profonde implication des universitaires et de l'Université ?

Les réactions au choix de ce site furent partagées. L'Université appuyait cette décision, et ses différentes facultés de la santé aussi. Le doyen de la faculté de médecine, Patrick Vinay, écrivit même une longue lettre aux journaux pour donner l'ensemble des raisons en faveur de ce site et demander que l'on se mette maintenant au travail pour réaliser ce CHUM nouveau. Du côté du CHUM, on sentait une adhésion, mais qui restait pour le moment plutôt tiède. On en avait vu bien d'autres, et on attendait probablement le plan directeur de l'hôpital avant de se réjouir, ce qui était tout à fait compréhensible compte tenu des scénarios antérieurs.

Dans le groupe des opposants à ce site, on trouvait d'abord et avant tout ceux qui avaient toujours favorisé les sites Hôtel-Dieu ou Notre-Dame. Parmi eux figuraient un certain nombre de professeurs de l'Université, lesquels ne trouvaient aucun avantage à un autre site hors du bas de la ville, qui était qualifié de « centre-ville ». Dans les médias, on s'interrogeait sur le processus de décision ayant mené à ce choix, sur le degré de pollution et la sécurité du site, sur les coûts éventuels d'un tel terrain et sur le caractère dit politique du choix. Le questionnement était légitime. Toutefois, lorsqu'on écartait, comme McGill l'avait fait (et pour des raisons généralement acceptées), les sites des trois hôpitaux du centre-ville, il fallait trouver sur l'île de Montréal un terrain convenablement situé d'au moins 1 million de pieds carrés et potentiellement extensible : ce genre de terrain était plutôt rare. Et penser que Montréal, vieille ville industrielle, pouvait encore offrir de tels sites sans défauts, sans bâtiments et sans pollution relevait de la pensée magique. D'ailleurs, durant tout ce débat, qui dura quelques mois, personne ne proposa de solution alternative crédible à celle retenue par le gouvernement pour construire le CHUM sur un site unique.

Ce débat sur le 6000 Saint-Denis resta limité à quelques urbanistes de l'Université de Montréal, à des journalistes, à des politiciens et à des habitués des pages « Opinion » des journaux. La population dans son ensemble et les groupes organisés ne se levèrent jamais, ni pour le projet ni contre lui. Le choix du site Glen par McGill avait d'ailleurs aussi soulevé de virulents débats exclusivement parmi les parties intéressées : d'abord au sein des hôpitaux universitaires de McGill, puis de l'Université McGill elle-même, et enfin entre les fondations des hôpitaux en cause et l'Université. On alléguait là aussi la pollution du site, son caractère enclavé, sa distance trop grande du campus de l'Université et l'abandon des bâtiments existants, dont certains avaient une valeur patrimoniale. Même problème, même solution, mais cette fois non gouvernementale à l'origine, même débat, mais débat beaucoup plus modéré parce que les médias francophones montréalais et québécois s'y intéressaient peu.

La Société d'implantation du CHUM :
un exemple d'expertise

À la suite de la décision du gouvernement de construire le nouveau CHUM sur un site unique localisé au 6000, rue Saint-Denis, il fallait confier à une instance précise le soin de concevoir ce nouvel hôpital et de planifier puis réaliser son implantation sur le site sélectionné. Pour accomplir cette délicate mission, Pauline Marois décida de créer un nouvel organisme, la Société d'implantation du Centre hospitalier de l'Université de Montréal (SICHUM). Nous allons dans le présent chapitre expliquer ce que fut la SICHUM et quel travail remarquable elle effectua, avant que le ministre Couillard lui fasse mettre la clé sous la porte, beaucoup plus tard.

Ce détour est essentiel. Il permet de bien comprendre la suite des choses et d'établir combien la proposition au printemps 2004 de la commission Mulroney-Johnson est ni plus ni moins, comme nous le verrons dans le prochain chapitre, qu'un virage à 180 degrés en ce qui a trait à la conception et à la planification du CHUM. Fondamentalement, ce sont les résultats de l'ensemble des travaux de la SICHUM que la commission a balayés du revers de la main. De plus, l'abolition de cet organisme explique une bonne partie des cafouillages qui ont suivi. Le détour vaut donc la peine d'être fait. Nous terminerons ensuite ce chapitre par une mise en relief des caractéristiques les plus structurantes de ce qui constitue la première phase de la saga du CHUM.

La décision visant la création de la SICHUM n'allait vraiment pas de soi. D'abord, on enlevait à la direction du CHUM et à son conseil d'administration une aire de responsabilités qui aurait pu constituer un prolongement de celles que ces instances exerçaient jusqu'alors. En effet, au cours des années antérieures, ces dernières s'étaient occupées de la réorganisation, avec des succès mitigés, des soins hospitaliers regroupés sous l'entité CHUM, mais dispersés sur trois sites. Toutefois, construire et implanter un nouvel hôpital universitaire sur un site unique représentait un défi inédit. Ensuite, le président de ce conseil d'administration, Jacques Girard, avait été de toutes les batailles et avait tenté, contre vents et marées, d'implanter le CHUM sur trois sites comme le souhaitait le gouvernement. On lui demandait maintenant d'abandonner cette approche, d'adhérer au projet de nouveau CHUM sur un site unique et de ne pas assumer seul la responsabilité de sa mise en œuvre. Il devint vite évident qu'un nouveau président du conseil devait être nommé.

La ministre voulait aussi créer ce nouvel organisme en évitant si possible les complications juridiques et les problèmes d'imputabilité. Cet organisme fut donc conçu comme une filiale à part entière de la Corporation d'hébergement du Québec (CHQ), et une société équivalente devrait voir le jour pour le Centre de santé de l'Université McGill. La Société d'implantation du Centre hospitalier de l'Université de Montréal (SICHUM) aurait donc un mandat spécifique, un conseil d'administration qui lui serait propre et une enveloppe budgétaire qui lui serait allouée mais qui relèverait de la CHQ. De plus, les appels d'offres pour les différents besoins de la SICHUM seraient faits par la CHQ. Cette structure un peu particulière ne fut pas sans créer des tensions entre la direction de la SICHUM et la CHQ (nous y reviendrons). L'ensemble de ces négociations et de ce travail juridique dura pratiquement quatre mois, et ce n'est qu'en mai 2000 que l'annonce de la création de la SICHUM fut officiellement faite.

Le premier PDG : Claude Béland

Le choix du premier PDG de la SICHUM n'était ni évident ni facile. D'abord, qui accepterait de relever un tel défi ? Depuis quatre ans, on passait d'un projet à l'autre et d'un conflit au suivant. L'image du CHUM et des gens qui le dirigeaient et y travaillaient était devenue négative, et le projet lui-même était de plus en plus contesté. Il fallait donc non seulement convaincre les forces vives du CHUM que ce nouveau projet était le bon et qu'elles devaient l'appuyer et participer à son élaboration ; mais aussi rallier la population derrière ce nouveau CHUM. Avec le scepticisme et le cynisme ambiants, le défi pouvait paraître insurmontable à plusieurs.

De plus, la personne recherchée devait avoir des habiletés, des compétences et une expérience bien particulières. Il fallait d'abord quelqu'un qui possède une grande capacité de rassembleur, une autorité morale reconnue et une force de conviction sans pareille, pour pouvoir rallier les troupes. Cette personne devait pouvoir constituer rapidement une équipe technique multidisciplinaire de premier niveau et en coordonner les travaux. De plus, elle devait rassurer la population quant à la pertinence de ce projet, et ce, malgré les antécédents mouvementés de la chose. Elle devait enfin avoir ses entrées au gouvernement du Québec pour assurer une prise de décisions rapide et un suivi constant des décisions déjà prises.

Pauline Marois devait donc dénicher la perle rare et surtout la convaincre du grand intérêt de relever ce défi. La tâche était difficile, et on ne se bousculait pas au portillon. La ministre réussit à convaincre Claude Béland, qui venait de quitter la présidence du Mouvement Desjardins, d'accepter cette lourde responsabilité. Claude Béland avait toutes les qualités, l'expérience et la crédibilité pour relever ce défi de taille. Il aborda d'ailleurs sa nouvelle fonction avec beaucoup d'enthousiasme, de conviction et d'énergie. Il apprivoisa rapidement, d'abord, son conseil d'administration, dont les membres ne partageaient pas nécessairement, au départ, la même vision et les mêmes objectifs.

Claude Béland présidait un conseil qui regroupait les personnes suivantes : Claude Benjamin, président du conseil d'administration du CHUM ; le Dr Pierre Gauthier, président de la Fédération des médecins spécialistes du Québec ; Robert Lacroix, recteur de l'Université de Montréal ; le Dr André Lacroix, clinicien chercheur au CHUM et professeur à la faculté de médecine de l'Université de Montréal ; Esther Leclerc, directrice des soins infirmiers du CHUM ; Gérald A. Ponton, PDG de l'Association des manufacturiers et exportateurs du Québec ; Yvon Turcot, vice-président du conseil d'administration du CHUM ; et Jacques Wilkins, sous-ministre adjoint au ministère de la Santé. Participaient aussi aux réunions du conseil d'administration Sylvain Villiard, secrétaire et conseiller juridique de la SICHUM ; Gérard Douville, directeur général du CHUM ; le Dr Patrick Vinay, doyen de la faculté de médecine de l'Université de Montréal ; et Michel Salvas, PDG de la CHQ. Ce conseil regroupait donc des gens compétents et donnait au partenariat CHUM-Université de Montréal un pouvoir énorme sur les décisions touchant la conception et l'implantation de cet hôpital universitaire. Le représentant du ministère de la Santé jouait davantage un rôle d'observateur.

Le nouveau président rassura, ensuite, l'ensemble du personnel du CHUM sur le caractère définitif de la décision gouvernementale et sa volonté ferme d'y donner les suites requises. Il commença aussi le processus de réhabilitation du projet CHUM auprès de la population. Sa notoriété l'aida considérablement dans cette tâche tout à fait colossale. Enfin, il recruta rapidement une équipe technique de toute première qualité pour concevoir et implanter le CHUM sur le site du 6000 Saint-Denis. Tant et si bien qu'en octobre 2000 la SICHUM était opérationnelle.

Une équipe de haute qualité

La première personne recrutée fut Henri-Paul Martel, pour assumer les fonctions de vice-président exécutif de la SICHUM. M. Martel avait lui aussi toutes les qualités et compétences pour occuper ce poste de premier plan. Ingénieur de formation, il avait fait une remarquable carrière à Hydro-Québec et plus particulièrement au sein de l'équipe de la Baie-James. La planification des grands projets et le cheminement critique de leur réalisation n'avaient pas de secrets pour lui ; le contrôle des coûts et la mise au point des échéanciers avaient été son pain quotidien. En outre, il croyait vraiment à la pertinence du nouveau CHUM et trouvait extraordinaire de pouvoir coordonner la réalisation du plus gros projet hospitalier jamais fait au Canada.

Sous la responsabilité du vice-président exécutif, il y avait trois grandes directions : la Planification soins et services, enseignement et recherche, la Planification technologies et services de soutien et, enfin, la Planification immobilisations. La première direction était chapeautée par le Dr Guy Breton. Cette direction avait une immense responsabilité puisqu'elle devait concevoir l'hôpital et s'assurer qu'il réponde bien aux besoins du Québec et qu'il s'insère harmonieusement dans le grand réseau des hôpitaux montréalais. Cette direction forma donc vingt et un groupes de travail définis par domaine (cardiaque, vasculaire, appareil digestif, etc.) et neuf groupes de travail définis par fonction (bloc opératoire, urgence, etc.). S'ajoutèrent à ces derniers, toujours sous la responsabilité du Dr Breton, des groupes de travail sur la recherche et sur l'enseignement. De son côté, la direction Technologies et services de soutien forma quinze groupes de travail sur les thématiques suivantes : technologies médicales, technologies de l'information, intégration des technologies, et services de soutien. Elle mit sur pied également deux groupes à caractère plus particulier, soit pour la gestion des risques opérationnels et pour le service à la clientèle. La direction Immobilisations, enfin, s'occupait de programmation (programme-cadre, programme fonctionnel et technique, fiches techniques) et de préconcept.

L'équipe de base de la SICHUM était appuyée par le

groupement SLP (SNC-Lavalin et partenaires). Ce groupement, choisi à la suite d'un appel d'offres, était dirigé par un
autre professionnel de grande compétence et de vaste expérience, Alain Adenot. Cette équipe de la SICHUM, compo-
sée par Claude Béland en un temps record, comptait plus de
cinquante personnes. Par ailleurs, les nombreux groupes de
travail mis en place par les trois directions comptaient pas
moins de 1 200 personnes qui furent directement ou indirectement impliquées dans la conception du nouvel hôpital.
Cette énorme machine était conduite de main de maître par
Henri-Paul Martel. Peu de gens furent vraiment conscients
de la complexité de cette Société d'implantation, de son
caractère hautement technique, et de la qualité remarquable
et de la grande expérience des personnes qui y travaillaient.

Travail méthodique et conseil d'administration bien informé

L'équipe avait des objectifs clairs et un échéancier très précis.
Le plan directeur clinique, qui définissait le nouvel hôpital,
devait être déposé au ministère de la Santé le 15 décembre 2001, soit quelque quatorze mois après le début des travaux. Le plan directeur de l'ensemble du projet devait être
déposé au Conseil du Trésor le 1er avril 2002, et l'autorisation
de ce dernier était prévue pour le 1er juillet 2002. Trois autres
dates ont aussi leur importance pour comprendre les frus-
trations qu'ont dû vivre les dirigeants de la SICHUM à partir
de janvier 2002. D'abord, l'achat du terrain devait être com-
plété le 30 avril 2002. Les travaux sur le site devaient débuter
le 1er octobre 2002 pour se terminer le 31 décembre 2006, ce

qui permettait de commencer les déménagements vers le nouvel établissement le 1er mai 2006.

Comme nous l'avons dit, les objectifs étaient clairement énoncés, les échéanciers précis et l'efficacité de l'organisation remarquable. Chaque mois, un rapport d'étape était rédigé par Alain Adenot, le directeur technique principal, et approuvé par Henri-Paul Martel, le vice-président exécutif. Ce rapport avait quatre grandes sections : « Sommaire du projet », « Contrôle de l'avancement du projet », « Activités réalisées à date », « Sujets à relancer ». La direction et le conseil d'administration pouvaient donc suivre pratiquement au quotidien l'évolution de ce projet. Par exemple, dans la partie du rapport mensuel portant sur les activités réalisées, on trouvait une sous-section sur l'étude de vulnérabilité qui résumait les analyses et consultations faites pour évaluer la sécurité du site. Les intéressés pouvaient toujours demander une copie des analyses correspondant aux résumés s'ils le souhaitaient. Ce processus, d'une parfaite transparence, a permis autant à la direction de la SICHUM qu'aux membres de son conseil d'administration et au gouvernement de prendre une décision éclairée sur l'épineuse question de la sécurité du site. Il en fut de même pour l'ensemble des autres aspects du projet.

Grâce au travail et au leadership remarquables des quatre piliers de la SICHUM (Claude Béland, Henri-Paul Martel, Alain Adenot et Guy Breton), les travaux techniques évoluèrent très bien au cours de l'année 2001, et les échéanciers furent parfaitement respectés. Le partenariat CHUM-Université de Montréal n'avait jamais été aussi explicite et efficace que durant cette première phase des travaux de la SICHUM. Non seulement le recteur de l'Université faisait partie du conseil d'administration de la SICHUM, mais il y jouait, conjointement avec le président du conseil d'administration du CHUM (Claude Benjamin) et avec la complicité de Claude Béland, un rôle déterminant. L'Université de Montréal et sa faculté de médecine avaient par ailleurs des représentants dans tous les comités où la formation et la recherche étaient en cause. De plus, pour garantir une insertion harmonieuse de ce nouveau CHUM dans le réseau des hôpitaux affiliés à l'Université de Montréal, des représentants de ces milieux étaient invités à participer aux groupes de travail liés à leurs domaines. Comme le nouveau CHUM entraînait une certaine redistribution des patients au sein du réseau, cette concertation préalable était essentielle au maintien de bonnes relations au sein du réseau des hôpitaux de l'Université de Montréal et à l'intensification des collaborations entre ces hôpitaux.

Claude Béland fit au cours de cette première année un travail de communication de premier plan, atteignant tous les milieux. Il commença d'abord par les composantes du CHUM lui-même. Le service des communications, sous la direction de Christiane Théberge, organisa une série de rencontres avec divers groupes du CHUM pour permettre à Claude Béland d'y présenter le projet, ses échéances et la ferme volonté de la SICHUM de le réaliser dans les délais prescrits. Il donna aussi une série d'entrevues aux médias, soit pour expliquer le projet et le travail de la SICHUM, soit pour répondre aux critiques et aux remises en cause qui se poursuivaient toujours.

La démission de Lucien Bouchard

Au début de 2001, le monde politique et le Québec dans son ensemble furent fortement secoués par la démission-surprise du premier ministre, Lucien Bouchard. Bernard Landry prit la relève le 8 mars 2001 et nomma Pauline Marois ministre des Finances. Les deux personnes qui avaient pris la décision de construire le nouveau CHUM sur un site unique et de le faire au 6000, rue Saint-Denis n'étaient plus associés au dossier. Il ne faut pas minimiser l'impact de ce changement sur la suite des événements.

Pour remplacer Pauline Marois à la Santé, le premier ministre avait choisi Rémy Trudel. Le nouveau ministre s'impliqua rapidement dans le dossier du CHUM et confirma aussitôt son appui au projet et à la SICHUM. Cet appui se concrétisa par une nouvelle annonce du projet faite le 22 janvier 2002, au 6000, rue Saint-Denis cette fois, soit au coin du boulevard Rosemont et de la rue Saint-Denis. Devant un immense panneau publicitaire annonçant que sur ce site ouvrirait en 2006 un grand hôpital universitaire, le CHUM, étaient regroupés pour les photos officielles le ministre de la Santé, le député du comté, André Boisclair, le président de la SICHUM, le président du conseil d'administration et le directeur du CHUM, ainsi que le recteur de l'Université de Montréal. Le nouveau ministre de la Santé venait d'annoncer haut et fort la volonté du nouveau gouvernement de respecter les engagements du gouvernement Bouchard.

La SICHUM travailla très bien avec le ministre Trudel, et le plan directeur clinique fut terminé dans les délais et envoyé au gouvernement au milieu de décembre 2001. Ce plan était d'une qualité remarquable. S'inspirant de ce qui se faisait de mieux dans le monde, il donnait une vision juste de la médecine universitaire moderne, de l'évolution anticipée des soins de santé et des technologies médicales, des installations requises pour donner une formation de pointe et effectuer une recherche compétitive, et des exigences à satisfaire pour construire, selon les tendances du XXIe siècle, un hôpital hautement spécialisé tout en restant focalisé sur le bien des patients. Ce plan directeur clinique, qui avait été élaboré en étroite concertation avec toutes les parties impliquées, fut soumis pour commentaires à différents groupes, puis corrigé en fonction de leurs observations et envoyé, par la suite, au gouvernement.

On a eu tendance à voir ce projet comme étant essentiellement de brique et de béton. Il était beaucoup plus que cela. Il ne s'agissait pas seulement de la coquille : il s'agissait aussi de ce qui se ferait dedans et de sa concordance avec la médecine du XXIe siècle. C'est cette conception qui avait rallié les troupes et redonné espoir à tous les personnels du CHUM et à l'Université de Montréal.

Pour pouvoir poursuivre les travaux et déposer le plan directeur de l'ensemble du projet au Conseil du Trésor le 1er avril 2002, il fallait obtenir rapidement l'acceptation par le gouvernement du plan directeur clinique soumis. Évidemment, ce dernier définissait l'hôpital en termes médicaux avec des indications sur le nombre de lits, de salles d'opération, de lieux de formation et de recherche, etc. Accepter ce plan directeur clinique voulait dire pour le gouvernement accepter implicitement le coût présumé de construction du nouvel hôpital. C'est pourquoi il y avait eu au cours de l'automne 2001 de nombreuses discussions avec le ministre sur les coûts du projet correspondant au plan soumis.

Tant et si bien que, en décembre 2001, le ministre indiqua à la SICHUM que l'on devait s'en tenir à un budget de 1 milliard de dollars. C'était le chiffre magique pour le conseil des ministres, et il fallait trouver le moyen de faire cadrer le projet avec ce budget. « Mais, disait-il alors, vous devez comprendre que tout projet évolue dans le temps et que les coûts doivent s'ajuster. L'essentiel pour le moment, c'est de faire avancer le projet pour que sa réalisation démarre au plus tôt. » Les aspects financiers furent donc présentés de telle sorte que l'on pouvait prétendre au respect des balises financières gouvernementales. Il était clair que certains postes inscrits aux coûts ou des composantes particulières du projet trouveraient des sources alternatives de financement supplémentaire. Le ministre accepta l'approche, et l'année 2001 se termina sur une note plutôt optimiste.

Le départ de Martel et l'arrivée du tandem Legault-Levine

L'année 2002 débuta très mal. À la fin de l'année précédente, le vice-président exécutif de la SICHUM, Henri-Paul Martel, avait décidé de quitter la Société. Les accrochages continuels avec la direction de la CHQ et son impression que l'on frapperait vraisemblablement le mur des coûts dans un avenir rapproché, et que par conséquent les relations futures avec le gouvernement seraient plus difficiles encore, l'ont probablement convaincu qu'il ne pourrait pas réaliser son rêve de piloter la réalisation du plus gros projet hospitalier jamais fait au Canada. Il décida donc d'aller relever d'autres défis. La

SICHUM perdait ainsi la personne la plus compétente et la plus expérimentée du groupe pour la conception et la réalisation de ce mégaprojet. La CHQ avait toujours vu d'un mauvais œil le travail de chef d'orchestre réalisé par M. Martel, rôle qu'elle se croyait en droit de jouer, et ne fit rien pour accélérer son remplacement définitif. Au contraire, elle appuya la nomination de Sylvain Villiard, secrétaire et conseiller juridique de la SICHUM, prêté au départ à la Société par la CHQ, comme vice-président exécutif par intérim. Il n'avait à ce moment-là ni la formation, ni les compétences, ni l'expérience pour assumer une telle fonction. Ce n'était que le début du dépérissement de la SICHUM.

Le 30 janvier 2002, à la suite d'un remaniement ministériel à Québec, François Legault devint ministre de la Santé, et David Levine, l'ancien directeur de l'hôpital Notre-Dame, fut nommé ministre délégué non élu à la Santé, avec comme responsabilité particulière les hôpitaux, dont les deux projets d'hôpitaux universitaires. Il revenait de l'Ontario après un séjour plutôt difficile à la direction de l'Hôpital général d'Ottawa. On en était donc aux quatrième et cinquième ministres de la Santé à reprendre le fameux dossier du CHUM, dont quatre depuis l'annonce du site unique par le premier ministre Bouchard. La SICHUM devait maintenant répondre à deux interlocuteurs. François Legault, en comptable prudent qu'il était, nous informa qu'il s'inquiétait d'une escalade éventuelle des coûts. David Levine, de son côté, ne pouvait cacher la jouissance qu'il avait à la pensée de pouvoir reconstruire complètement ce projet qui avait été conçu par des gens qui, lui semblait-il probablement, n'avaient ni sa compétence ni son expérience.

On comprendra qu'il n'était pas question, dans ce nouveau contexte, que le ministère de la Santé réagisse avec diligence au plan directeur clinique que la SICHUM lui avait fait parvenir en décembre 2001, selon l'échéancier prévu. Pour leur part, les hauts fonctionnaires du ministère de la Santé, voyant la SICHUM ébranlée, rêvaient déjà de reprendre en main ce projet qui leur avait jusqu'alors plus ou moins échappé.

David Levine concoctait un peu isolément sa propre solution au problème. Il voulait réduire au maximum l'hôpital universitaire en le spécialisant encore davantage et en l'associant à des hôpitaux de soins généraux qui assumeraient les soins de première ligne à moindres coûts. On réintégrait un concept de CHUM sur deux ou plusieurs sites par la porte de derrière et on jetait à la poubelle tout le travail des experts, les nombreuses consultations et les comparaisons internationales qui avaient conduit au plan directeur clinique. Cette mouture tout à fait spéciale du projet CHUM ne passait pas du tout dans le milieu, ni à la SICHUM ni à l'Université de Montréal. Pourtant, du temps précieux, des ressources et des énergies y étaient consacrés, au détriment d'une étude sérieuse par le gouvernement du plan directeur qu'il avait demandé à la SICHUM et qu'il avait déjà reçu.

En clair, on jouait un peu à l'apprenti sorcier avec un projet de société de grande envergure. Heureusement, la période Levine ne dura que 139 jours puisque, candidat à l'élection partielle du 17 juin 2002, il fut battu et dut quitter le gouvernement. Il continua malheureusement à influencer indirectement le dossier du CHUM, ayant été nommé à la direction de la Régie régionale de la santé et des services sociaux de Montréal, poste auquel les libéraux le maintinrent après avoir gagné les élections du printemps 2003.

François Legault, pour sa part, répondait de moins en moins aux appels de Claude Béland, lequel s'impatientait, comme l'ensemble de son conseil d'administration, de l'absence de réponse du gouvernement sur le plan directeur clinique déjà déposé. Il devenait de plus en plus évident que le gouvernement ne parvenait pas à faire le lit de ces deux grands projets d'hôpitaux universitaires qu'il avait lui-même mis en marche. Tous les prétextes étaient bons pour retarder la décision qui aurait mis le processus de réalisation en marche. Le travail de la SICHUM se poursuivait, mais sans réel enthousiasme puisque personne ne savait si l'hôpital proposé et les plans sur lesquels on travaillait toujours seraient un jour bel et bien réalisés.

Dégoûté par l'absence de décision de la part du gouvernement, épuisé par les querelles continuelles avec la CHQ, orphelin de son bras droit, Henri-Paul Martel, et probablement de plus en plus conscient qu'il ne pourrait jamais mener ce projet à terme, Claude Béland quitta la SICHUM au début de juin 2002. Il était déçu et amer après avoir investi tant d'énergie et d'intelligence dans la conception, la planification et la promotion de ce projet.

Au milieu du mois de juillet 2002, la CHQ, avec sûrement l'accord du ministère de la Santé, nomma finalement Claude Desjardins à la tête de la SICHUM. Directeur général de l'Institut de cardiologie de Montréal, il n'occupa son nouveau poste qu'à temps très partiel compte tenu des exigences de sa fonction première. Il était en plus membre du conseil d'administration de la CHQ, ce qui n'aidait en rien à rassurer les membres du conseil d'administration de la SICHUM, lesquels avaient vécu des relations extrêmement difficiles entre la CHQ et la SICHUM. Lors de la première rencontre du nouveau président avec le conseil d'administration, Claude Desjardins informa les membres qu'il était là pour réaliser le projet conçu par la SICHUM et qu'il ferait tout pour éliminer les tensions entre cette dernière et la CHQ. Il ajouta qu'il demanderait au personnel de la SICHUM de terminer dans les plus brefs délais le plan fonctionnel et technique de l'ensemble du projet pour que sa phase de réalisation puisse débuter sans trop de retard.

L'été se passa sans que rien ne bouge du côté du gouvernement en ce qui concernait le CHUM. Le 24 octobre 2002, Denis Lessard, généralement bien informé, publia dans *La Presse* un article intitulé « Le nouveau CHUM compromis ». On trouve dans cet article le paragraphe suivant :

> Car les fonctionnaires rompus aux finances publiques savent très bien qu'en fin de mandat, le gouvernement n'osera pas aller de l'avant avec cet engagement, compte tenu de son poids sur les finances publiques. « C'est carrément une impasse », confie-t-on dans le réseau de la santé.

On peut croire que pour les hauts fonctionnaires du ministère de la Santé l'impasse était bienvenue.

Pour tenter d'accélérer les choses, Robert Lacroix donna, au milieu du mois de novembre, une série d'entrevues afin de répondre aux questions soulevées et surtout d'inciter le gouvernement à prendre une décision avant les élections, qui étaient de plus en plus proches. Le but était d'éviter que ce projet devienne un enjeu de la prochaine campagne électorale, d'une part, et qu'un changement du parti au pouvoir remette les compteurs à zéro si le processus de réalisation n'était pas définitivement amorcé, d'autre part. Malgré des promesses répétées du ministre de la Santé, qui assurait qu'une décision serait prise en décembre 2002, puis en février 2003, rien ne bougea avant les élections, au printemps 2003. On apprit plus tard dans une entrevue donnée par Claude Béland à Jean-François Lépine dans le cadre de l'émission *Enquête* diffusée le 28 janvier 2008, que Bernard Landry avait déjà décidé, au printemps 2002, qu'aucune décision définitive ne serait prise sur les projets d'hôpitaux universitaires avant les élections, qui pouvaient être déclenchées à tout moment.

D'une « fenêtre d'opportunité » à l'abolition de la SICHUM

Les apports de la SICHUM sont au cœur de ce qui constitue la première phase — laquelle s'étend de l'année 1998 au printemps 2003 — de ce qui deviendra avec le temps la « saga du CHUM ». Arrêtons-nous un moment pour tirer quelques conclusions sur cette première phase, du point de vue des rôles qu'y ont joués les différents groupes d'acteurs identifiés en introduction de ce livre, ceux qui sont directement concernés par ce dossier. Le pouvoir politique exécutif en place est alors un gouvernement du Parti québécois, réélu en 1998 pour un deuxième mandat sous le leadership de Lucien Bouchard.

Ces moments de la première phase de l'histoire du CHUM ont été des moments clés pour les premiers artisans du centre hospitalier. En effet, dans les instances et les groupes professionnels de travail de la SICHUM, les premiers artisans que sont les personnels et les directions, tant du CHUM que de l'Université, jouèrent un rôle déterminant tout particulièrement dans la conception du nouvel hôpital universitaire. Cela ne veut pas dire qu'ils n'ont pas eu à négocier et à faire face à des différends, des tiraillements et des désaccords quant à leurs points de vue et intérêts respectifs. À tour de rôle, et pour des questions et des raisons différentes, ils auraient bien voulu, l'un ou l'autre, avoir davantage voix au chapitre et influencer plus fortement certaines décisions. Toutefois, dans l'ensemble, jamais ils n'avaient été aussi fermement partenaires.

Mais le pouvoir politique exécutif qui avait ouvert une importante « fenêtre d'opportunité » aux premiers artisans et partenaires du CHUM la referma : la démission de Lucien Bouchard, ajoutée aux élections qui se sont nécessairement ensuivies et à de nombreuses rotations au ministère de la Santé, eut pour conséquence de bloquer complètement les décisions majeures relatives à la construction d'un nouvel hôpital universitaire.

De la fin de 2001 jusqu'aux élections d'avril 2003, la SICHUM vécut, comme nous l'avons souligné, de vives tensions avec d'autres composantes de la machine bureaucratique québécoise. La soudaine distance et la lenteur marquant les rapports du gouvernement avec l'équipe du projet de construction du nouvel hôpital universitaire au 6000, rue Saint-Denis expliquent également les défections au sein de sa direction. Tout cela ralentit le processus décisionnel et fit en sorte que certaines décisions délicates et complexes ne furent pas sérieusement abordées, et encore moins systématiquement traitées.

Il était en effet de la responsabilité du gouvernement québécois de prendre, dès ce moment, toutes les mesures nécessaires pour pouvoir fixer définitivement le niveau de financement public acceptable pour pareil projet social. Le gouvernement devait en outre annoncer l'implantation de mécanismes de contrôle des coûts devant permettre une pleine maîtrise de ses conditions de réalisation. Mais il recula devant ce défi. Il ne prit aucune mesure en ce sens, et les échéanciers, réalistes, qui avaient été fixés pour la prise de décisions officielles quant à la réalisation technique du projet, à l'achat des terrains et à la mise en route des travaux ne purent être respectés. Malheureusement, l'hésitation générale qui en a découlé ouvrit aussi la porte à quelques tentatives de marginalisation des ententes auxquelles étaient parvenus en partenariat les premiers artisans du projet CHUM quant à la configuration et à la localisation d'un nouvel établissement.

Soulignons toutefois que ces hésitations du gouvernement n'avaient pas enflammé une autre catégorie d'acteurs : ceux qui composent la sphère publique active dans pareil processus décisionnel public. Il y avait bien sûr quelques débats et prises de position, mais dans l'ensemble ceux-ci étaient circonscrits à des éléments précis du dossier et ne mettaient en scène qu'un nombre limité d'intervenants. Parmi les caractéristiques du projet qui provoquaient quelques interventions d'éditorialistes ou de commentateurs, il y avait surtout celle des coûts et du niveau présumé de financement public, une question que le gouvernement ne cherchait aucunement à régler. Et quelques experts des questions urbaines, ainsi que des groupes plutôt restreints mais demeurés attachés à des sites occupés par des établissements composant déjà le CHUM, s'interrogeaient sur le choix d'un nouveau site. Peu visibles dans les médias francophones, des dissensions similaires secouaient au même moment le projet du Centre universitaire de santé McGill (CUSM) à la cour Glen. Mais dans l'ensemble, la sphère publique, qui allait être plus tard beaucoup plus active, n'était pas une zone d'où émanaient de fortes influences aptes à marquer significativement le projet.

Une conclusion nette s'impose alors quant à cette première phase de l'histoire du CHUM : le pouvoir politique exécutif exercé par le Parti québécois a offert aux premiers artisans du CHUM une « fenêtre d'opportunité » particulièrement structurante pour la conception d'un nouvel hôpital correspondant aux normes, en termes de soins, d'enseignement, de recherche et de technologie, parmi les plus exigeantes de la médecine universitaire du XXIe siècle. Mais ce même gouvernement a aussi failli à la tâche de prendre les décisions les plus signifiantes pour ultimement déclencher le processus d'implantation effective de ce projet sur le site qu'il avait sélectionné. Il est le principal responsable de ce qui fut bel et bien le tout premier rejet — même latent — que subit ce projet de nouvel hôpital sur un site unique. Et malheureusement ce rejet, comme on le sait, ne demeura pas latent bien longtemps.

Au printemps 2003, le Parti libéral du Québec prit le pouvoir, après des élections remportées largement sur les troupes du Parti québécois menées par Bernard Landry. La campagne électorale avait été marquée par de nombreux enjeux relatifs à la santé, et le recrutement par le Parti libéral d'un candidat vedette, le Dr Philippe Couillard, en faisait la personne toute désignée pour assumer le rôle clé de ministre de la Santé.

Le premier geste posé dans le dossier du CHUM par celui qui fut effectivement, dès le printemps 2003, nommé ministre de la Santé du gouvernement Charest fut d'abolir la SICHUM, qui avait été mise sur pied trois ans plus tôt. Cette décision du ministre Couillard — laquelle ouvre la deuxième phase de la saga du CHUM, abordée dans les chapitres suivants — fut très peu contestée à l'époque, puisque le gouvernement précédent avait déjà implicitement mis cet organisme en retrait. On affirma alors que le travail de la SICHUM était terminé et qu'il était préférable de remettre la responsabilité de l'implantation du nouvel hôpital au CHUM et à son conseil d'administration. Mais pourquoi abolir un organisme qui avait fait un travail remarquable au cours des trois années antérieures, alors même qu'on s'apprêtait à passer des études et des plans aux travaux de construction, partie cruciale de l'implantation ?

Aucune remise en cause n'avait été faite du travail antérieur de la SICHUM, qui avait dépensé plus de 20 millions de dollars en études diverses pour justifier le choix du site du 6000 Saint-Denis et concevoir l'hôpital universitaire. Lorsque le gouvernement de Bernard Landry a mis le projet en veilleuse un peu avant les élections de 2003, la SICHUM était prête à finaliser l'acquisition des terrains du 6000 Saint-Denis (opération pour laquelle le gouvernement avait émis des mandats d'expropriation) et à commencer les travaux de construction. Les documents de suivi de la SICHUM témoignent d'ailleurs de la confiance de l'équipe des spécialistes en la possibilité d'ouvrir l'hôpital en 2006 comme prévu si la permission d'entreprendre le projet était donnée par le gouvernement. Bien sûr, on a fait toutes sortes d'allégations sur la gestion de la SICHUM pour justifier son abolition : la tactique habituelle consistant à déclarer son chien malade de la rage pour pouvoir s'en débarrasser.

La création de la SICHUM avait permis de détacher l'implantation du nouvel hôpital de la direction et du conseil d'administration du CHUM. Elle avait aussi permis à l'Université et à ses divers personnels, en concertation étroite avec ceux du CHUM, d'y jouer un rôle à la hauteur de leurs responsabilités. Derrière cette décision d'abolir la SICHUM se cachait surtout une lutte de pouvoir menée par les hauts fonctionnaires du ministère de la Santé et des Services sociaux. Ces derniers, avec la bénédiction de leur ministre (peu importe le gouvernement), ont toujours eu un contrôle absolu des hôpitaux, dont l'autonomie a toujours été illusoire. Le directeur d'hôpital est perçu par ces fonctionnaires comme un exécutant de leurs grands plans. Celui qui oserait ne pas s'aligner aurait de sérieux problèmes pour faire accepter ses projets à Québec. Dans ce contexte, d'ailleurs, le rôle des conseils d'administration des hôpitaux est pour le moins limité, ce qui accroît le pouvoir du ministère. En abolissant la SICHUM, le ministère récupérait donc tous ses pouvoirs et limitait sérieusement, voire éliminait, l'influence de l'acteur universitaire, que certains trouvaient trop envahissant.

Ce geste a donc eu des conséquences graves. D'abord, en remettant au CHUM l'orchestration de la réalisation du nouvel hôpital, le ministère et ses hauts fonctionnaires reprenaient en fait le commandement du projet sans avoir l'expertise requise pour le mener à bien. En second lieu, on demandait à un conseil d'administration d'être, en principe, responsable d'un projet de développement complexe dépassant le milliard de dollars, alors que ce conseil n'avait pas non plus l'expertise nécessaire. La manière dont sont composés les conseils d'administration des hôpitaux n'a absolument pas été pensée pour qu'ils endossent la responsabilité de tels projets, mais plutôt pour qu'ils veillent à la qualité du fonctionnement général de l'hôpital. Il en est de même pour la direction du CHUM, qui en avait déjà plein les bras avec le fonctionnement quotidien de ce gros hôpital, toujours dispersé sur trois sites. C'est précisément pour ces raisons que Pauline Marois avait décidé, au printemps 2000, de créer la SICHUM, et ce, malgré les réticences du CHUM et des hauts fonctionnaires de son ministère.

Il faut finalement souligner que la disparition de la SICHUM éliminait l'instrument d'une défense crédible du site 6000 Saint-Denis ainsi que de la pertinence et de la qualité des travaux d'expertise qui avaient été faits.

En somme, l'abolition de la SICHUM, qui a été vue par la majorité des observateurs comme une simple formalité, n'en était pas une. Les chapitres qui suivent, consacrés aux phases successives de la saga du CHUM, permettront d'éclairer cette dimension et plusieurs autres qui ont contribué à façonner la décision publique qui fut finalement prise.

4

La commission Mulroney-Johnson : un tournant majeur

Nous consacrons à la deuxième phase de l'histoire récente du CHUM les trois prochains chapitres. Cette phase s'étend de l'arrivée au pouvoir du Parti libéral du Québec, en avril 2003, à la première annonce du 1000 Saint-Denis comme site d'accueil du CHUM, faite en juin 2004. La pièce maîtresse de cette année particulière est sans contredit la mise sur pied puis les travaux de la commission Mulroney-Johnson. En effet, c'est à la suite du rapport déposé par cette commission, en avril 2004, que tout bascule. Ce document lance le projet du CHUM dans une direction complètement différente de celle préconisée par les études antérieures de nombreux experts, mais aussi de celle découlant de toutes les décisions déjà prises dans ce dossier par les gouvernements précédents. Il nous faut donc nous pencher sur le contexte qui a mené à la nomination de cette commission, sur le déroulement de ses travaux, le contenu de son rapport, de même que les réactions et décisions problématiques auxquelles ce dernier a mené. Le lecteur découvrira que trois chapitres ne sont pas de trop pour bien rendre compte de ces événements et de leurs conséquences.

Le présent chapitre exposera la conjoncture qui a précédé la mise sur pied de la commission Mulroney-Johnson. Les nombreux faits donneront un aperçu des facteurs qui ont pu engendrer la sérieuse mutation provoquée par la commission avec le contenu de son rapport. Ils éclaireront aussi certaines des raisons qui ont ultimement poussé de nouveaux décideurs politiques à infléchir définitivement la trajectoire du CHUM. Ce chapitre mettra également en relief des événements clés de la période où la commission menait ses réflexions et l'atmosphère qui y régnait, selon la perception de divers groupes d'acteurs. On expliquera aussi dans quelles circonstances est apparue une toute première référence, furtive à ce moment-là il faut le reconnaître, au site Outremont, lequel sera, comme nous le verrons ultérieurement, au centre des débats d'une phase subséquente de la saga du CHUM.

Nous consacrerons le chapitre 5 au rapport de la commission Mulroney-Johnson comme tel. Nous examinerons systématiquement les analyses et les recommandations de cette dernière : il s'agit d'un passage obligé compte tenu de leur impact sur la suite des événements. Dans le chapitre 6, nous nous pencherons sur les réactions à ce rapport, et surtout les décisions problématiques qui en ont découlé. Nous décrirons aussi les attitudes qu'ont prises divers groupes d'intervenants, y compris ceux de la scène médiatique, devant les conclusions et les recommandations de la commission Mulroney-Johnson. Ces éléments sont importants, car ils permettent de comprendre comment furent négociées, du point de vue de plusieurs groupes d'acteurs, les suites du tournant à 180 degrés provoqué par la commission Mulroney-Johnson. Nous entrons donc dans un moment déterminant de l'histoire récente du CHUM.

Le ministre Couillard veut un nouveau projet

Reprenons maintenant le fil des événements. Au moment où le Parti libéral du Québec accède au pouvoir, en avril 2003, les problèmes croissants des services de santé au Québec et les engagements répétés de ce parti d'en résoudre la plupart annonçaient pour le ministre Couillard un mandat lourd et complexe. Dans le panier des problèmes, celui de la construction des hôpitaux universitaires de l'Université de Montréal et de l'Université McGill n'était pas le moindre. Comme nous l'avons vu au chapitre 3, le gouvernement précédent avait décidé de ne pas donner le feu vert à ces deux projets, voulant éviter d'en faire un enjeu électoral et croyant, comme l'avait dit Bernard Landry à Claude Béland, qu'une telle décision ne serait pas payante électoralement. Le nouveau gouvernement se retrouvait donc avec une importante décision à prendre, et dans ce dossier on pensait, à tort probablement, que l'élément problématique se trouvait davantage dans le projet du Centre hospitalier de l'Université de Montréal que dans celui de l'Université McGill.

Il faut savoir que l'Université McGill et son centre hospitalier avaient toujours imputé les hésitations du gouvernement du Québec quant à ces projets aux problèmes nombreux vécus par le CHUM. Les promoteurs et défenseurs du CUSM avaient donc fait un lobbying continu et intense auprès du PLQ et du premier ministre potentiel, Jean Charest, pour que cette question trouve réponse dès que le Parti libéral prendrait le pouvoir. En fait, McGill savait qu'il serait toujours politiquement inacceptable que son projet démarre avant celui de la grande université francophone. Il y avait donc urgence pour le nouveau gouvernement et le nouveau ministre de la Santé. Il est évident aussi que ce nouveau gouvernement, comme ce nouveau ministre, voulait clairement montrer sa capacité à solutionner rapidement un problème sur lequel avait buté le gouvernement antérieur au cours des cinq années précédentes. La table était donc mise pour le ministre, et les attentes étaient grandes.

Au cours de l'été 2003, le nouveau ministre de la Santé, le sixième à intervenir dans le dossier du CHUM, a d'importants échanges avec la direction du CHUM, sans que l'Université y soit impliquée. Ces échanges laissent entrevoir qu'à peine quelques mois après son entrée en fonction le ministre prévoit des réorientations substantielles quant au processus devant mener à la création du nouvel hôpital universitaire. Il a en tête des paramètres précis pour ce nouvel hôpital, son budget de construction et d'opération, la gouvernance du projet et une possible relocalisation. Il signale, en effet, qu'il nourrit des préoccupations quant au site du 6000 Saint-Denis, préoccupations qui, selon lui, ne trouvent pas toutes réponse dans les travaux déjà faits.

Au sujet de la position du ministre Couillard quant à la localisation du nouvel hôpital universitaire, on sera surpris d'apprendre, beaucoup plus tard, combien tôt après avoir pris le dossier en mains il s'est fait une idée sur la question. Le Dr Guy Breton, dont on a déjà parlé dans le chapitre sur la SICHUM, est très explicite à cet égard. Lors de l'émission *Enquête* de Radio-Canada consacrée au CHUM, diffusée en janvier 2008, le Dr Breton déclare avoir eu très tôt des échanges à ce sujet avec le ministre Couillard, dont les propos étaient des plus clairs :

M. Couillard me dit : « Écoutez, faut que vous nous trou-
viez quelque chose d'autre ! — Où veux-tu qu'on aille ? —
Je ne sais pas, trouve-nous une place[1] ! »

Précoce, tout de même, ce ministre qui, tout juste en poste,
aspire à un autre site que celui déjà désigné pour recevoir le
nouvel hôpital universitaire. Le 6000 Saint-Denis aurait-t-il
été condamné avant la commission Mulroney-Johnson ?

Puis, dans une lettre au président du conseil d'administration du CHUM datée du 21 juillet 2003 (dont aucune
copie n'est envoyée à l'Université de Montréal), le ministre
de la Santé annonce une série de décisions prises par le nouveau gouvernement du Québec. Tout d'abord, la maîtrise
d'œuvre du projet de nouvel hôpital échoit maintenant au
CHUM et à son conseil d'administration. En conséquence,
la SICHUM a été officiellement avertie qu'elle doit mettre un
terme à ses travaux et rendre disponibles toutes les études
qu'elle a réalisées à ce jour. Nous avons déjà souligné, au
chapitre 3, les conséquences malheureuses de cette décision. Le gouvernement invite ensuite le CHUM à présenter
un nouveau projet d'hôpital universitaire pour le 15 décembre 2003, projet incluant impérativement un plan de
pratique pour les médecins et se conformant à un certain
nombre de paramètres arrêtés par le gouvernement.

Quels sont exactement ces paramètres ? Le ministre,
dont on connaît déjà les dispositions au sujet du site choisi,

---

1. Propos du Dr Guy Breton lors d'une entrevue diffusée à l'émission *Enquête*, « L'urgence d'attendre », Radio-Canada, 24 janvier 2008.

soutient que plusieurs interrogations subsistent quant à ce dernier et exige qu'au moins une hypothèse alternative lui soit présentée. Et il annonce que le ministère des Transports, conjointement avec la Ville de Montréal, réalisera, pour le 15 novembre 2003, une étude de faisabilité relative aux infrastructures du site du 6000 Saint-Denis. Les études réalisées quant aux risques associés à ce site seront, elles, soumises pour avis au ministère de la Sécurité publique, responsable de la sécurité des personnes. Ce qui, soit dit en passant, avait déjà été fait par la SICHUM.

Cette lettre, dont l'essentiel du contenu sera rendu public plus tard, et le document qui l'accompagne permettent d'identifier d'autres paramètres retenus par le gouvernement et le ministère de la Santé. Le nombre total de lits pour soins généraux et spécialisés ne devra pas être supérieur à 1 000, nombre qui devra être réparti entre le nouvel hôpital universitaire et un hôpital complémentaire obligatoirement situé dans le centre-ville. Les effets à attendre de ce nombre de lits et de sa répartition sur l'offre de services hospitaliers de la région métropolitaine seront évalués par l'Agence régionale de la santé et des services sociaux.

Quant aux paramètres financiers, la couverture de l'ensemble des missions du nouvel hôpital universitaire, recherche incluse, est fixée pour le CHUM comme pour le CUSM à 800 millions de dollars pour la contribution gouvernementale québécoise. À ces fonds publics devront s'ajouter au moins 200 millions venant du gouvernement fédéral, du secteur privé et des fondations. Ce budget global de 1 milliard devra couvrir tous les frais de construction, d'acquisition de terrains et d'aménagement d'infrastructures, y compris, si nécessaire, les coûts de réinstallation d'entreprises éventuellement délocalisées. Qui plus est, le même budget global devra servir, le cas échéant, aux frais d'amélioration du site devant servir d'hôpital complémentaire au centre-ville, et il devra de surcroît servir à éponger tous les frais de fonctionnement et les coûts des études déjà réalisées ou commandées par la SICHUM, laquelle est appelée à disparaître.

Bref, sans avoir à sa disposition les compétences requises comme c'était le cas à la SICHUM, le CHUM dispose d'environ cinq mois pour concevoir un tout nouveau projet d'hôpital universitaire pouvant être localisé au 6000 Saint-Denis ou sur un site alternatif, pour choisir l'emplacement d'un hôpital complémentaire au centre-ville de Montréal, et pour arrêter un nombre optimal de lits pour les deux hôpitaux. Au terme de la démarche, le projet du CHUM déposé au gouvernement devra être paraphé par l'Université de Montréal, par sa faculté de médecine et par l'Agence régionale de la santé et des services sociaux. Et le ministre de conclure que le gouvernement mettra sur pied une commission technique indépendante pour l'analyse de ce projet, commission qui devra lui soumettre son rapport et ses recommandations à la fin de février 2004. Seule la bureaucratie du ministère de la Santé pouvait imaginer un exercice aussi insensé.

Alors que la SICHUM avait travaillé pendant près de trois ans à concevoir et à implanter un hôpital universitaire de calibre mondial qui remplacerait les trois hôpitaux constituant le CHUM, on demande à la direction de cet hôpital de concevoir en quelques mois un projet dont le coût total devra être inférieur à 1 milliard de dollars. Évidemment, la première réaction des médias et des groupes de pression fut de dire que ce montant était déjà très, sinon trop, élevé. Cette réaction, tout à fait compréhensible, occultait l'histoire du projet, les décisions prises antérieurement par les gouvernements successifs et les engagements de ces mêmes gouvernements. Les membres du conseil d'administration de la SICHUM, déjà mis de côté, comme l'ensemble des médecins, des professionnels et des autres employés du CHUM, de même que l'Université de Montréal, avaient pour leur part une mémoire beaucoup moins sélective.

Il faut se rappeler que la décision de créer une nouvelle structure hospitalière au sommet de laquelle se trouveraient les centres hospitaliers universitaires avait été prise par le ministre Rochon en 1996. Le CHU avait une vocation particulière et bien définie dans le réseau hospitalier, qui impliquait une redéfinition assez profonde du rôle de chacun des hôpitaux dans la dispense des soins. À cette première décision gouvernementale se rajouta celle d'un site unique pour le CHUM, décision prise par un autre ministre de la Santé, Pauline Marois. Le même gouvernement avait aussi choisi le site en question après une étude exhaustive : le 6000 Saint-Denis. En somme, le gouvernement québécois avait décidé qu'il y aurait un CHUM et qu'il serait localisé sur un site unique qu'il avait choisi lui-même, le 6000 Saint-Denis, et avait demandé à la SICHUM, organisme qu'il avait créé, de concrétiser l'ensemble de ses décisions en concevant un hôpital universitaire de calibre international pour une dispense de soins de toute première qualité et un renforcement de l'excellence de la médecine francophone. À ce moment-là, les contraintes financières demeuraient relativement floues et les précisions gouvernementales étaient absentes quant à tout ce qui devait être inclus dans les coûts imputables au nouveau CHUM.

L'exemple du coût du terrain illustre parfaitement le flou persistant sur le plan des contraintes financières dû à l'inexistence de lignes directrices claires. La construction du CHUM au 6000, rue Saint-Denis s'insérait dans un vaste projet de rénovation urbaine du quartier Rosemont–La Petite-Patrie. Le terrain sans bâtiments avait une valeur de quelque 15 millions de dollars avec des coûts de décontamination évalués à 5 millions de dollars, pour un total de 20 millions. Toutefois, il y avait des activités sur ce terrain, et la relocalisation de ces activités pouvait entraîner des coûts de 80 à 100 millions de dollars. Comme ce site avait été choisi par le gouvernement, on pouvait légitimement supposer que ces coûts de relocalisation seraient pris en charge par un éventuel programme de rénovation urbaine et assumés par le gouvernement du Québec et la Ville de Montréal. Au pire, on imaginait qu'on ferait assumer au CHUM un coût de terrain équivalent à celui du CUSM, à savoir quelque 30 millions de dollars. Autrement, le CHUM, le centre hospitalier de la plus grande faculté de médecine au Canada, se retrouverait avec un budget de construction inférieur de 90 millions de dollars à celui du CUSM, puisque le gouvernement entendait accorder le même budget total de construction aux deux établissements.

Par ailleurs, le projet élaboré par la SICHUM l'avait été en concertation avec toutes les composantes du CHUM, la faculté de médecine de l'Université de Montréal et les diverses instances d'enseignement et de recherche de l'Université. Le CHUM lui-même se disait ouvertement satisfait du site alors sélectionné, soit le 6000 Saint-Denis : dans un encart promotionnel paru dans *La Presse* du samedi 14 novembre 2002, il donnait en effet rendez-vous à la population montréalaise au 6000 Saint-Denis, « un nouvel hôpital universitaire à la mesure du XXIe siècle sur un site unique, en plein cœur de l'île de Montréal ». Les raisons de ce déménagement sont expliquées dans cet encart d'une manière on ne peut plus claire. Aucun des trois sites existants ne permet l'implantation d'un hôpital universitaire vraiment adapté aux nécessités médicales du XXIe siècle. Entre autres facteurs, cet encart promotionnel mentionne que les coûts de rénovation des sites rejetés seraient plus élevés que ceux d'une construction neuve, que ces sites ne peuvent recevoir des équipements et des systèmes modernes, que leur fonctionnement est trop coûteux tant pour les patients que pour le personnel, qu'ils manquent d'espace pour assurer une bonne qualité de vie. On verra que sous l'influence ou le diktat du ministère de la Santé, la direction du CHUM a complètement changé d'avis un an plus tard.

Les contraintes financières et la définition de ce qui devait être inclus dans les coûts du nouvel hôpital, imposées par le nouveau gouvernement, remettaient sérieusement en cause le projet élaboré par la SICHUM. Ce dernier comptait 853 lits et son coût global, d'après les premières estimations, aurait avoisiné le 1,6 milliard de dollars. Pendant plus d'un an, le gouvernement Landry avait tergiversé, repoussant enfin la décision après les élections. Il était évident pour tous ceux qui avaient travaillé sur le projet initial que la demande du nouveau gouvernement libéral ne pouvait être satisfaite que par une réduction substantielle de la dimension du nouvel hôpital et par un retour à la répartition du CHUM sur plus d'un site.

Durant les derniers mois de l'été 2003, le CHUM s'est donc organisé pour remplir le mandat qui venait de lui être confié. Il créa le premier comité de planification du nouveau

CHUM, bientôt identifié comme le projet CHUM 2010. Ce comité, dirigé par un vice-président du conseil d'administration du CHUM, Pierre Desbiens, fut composé, à parts égales, de membres du conseil d'administration venant de l'Université de Montréal, dont Louis Maheu, et de membres du même conseil n'appartenant pas à cet établissement. Des observateurs se sont aussi ajoutés, pour la plupart des personnes assumant des fonctions de direction au sein du CHUM, dont Sylvain Villiard, directeur général adjoint et ancien cadre de la SICHUM, responsable de la planification du CHUM 2010. En faisait également partie à titre d'observateur externe M. Louis Côté, cadre de la direction de l'Agence de la santé et des services sociaux de Montréal.

Le CHUM confirme à nouveau le choix du 6000 Saint-Denis

Le comité de planification du CHUM 2010 a tenu sa première réunion en septembre 2003 pour arrêter les principales composantes du rapport qu'il devait préparer. Ce rapport devait donner à la direction et au conseil d'administration du CHUM les éléments nécessaires à la conception d'un nouveau projet d'hôpital universitaire selon les paramètres gouvernementaux. Entre autres questions à débattre par le comité, il y avait celle de la stratégie à adopter quant à la demande du ministère de présenter un site alternatif. Pour Louis Maheu, répondre à cette demande était suicidaire pour le site du 6000 Saint-Denis, qui était devenu l'objet d'un large consensus. Des membres de la direction du CHUM et de l'Agence ne partageaient manifestement pas ce point de vue, comme ils le feraient éventuellement valoir devant la commission Mulroney-Johnson. Sans doute plus près, sinon à l'écoute, des *desiderata* du ministère, ces personnes endossaient une démarche qui ne s'éloignerait pas aussi ostensiblement d'un paramètre essentiel fixé par le gouvernement. Et cela, même si l'on savait déjà que le CUSM refusait, sans le dire ouvertement, de présenter un site alternatif à celui de Glen comme l'avait demandé le ministre.

Autre question névralgique : la localisation de ce qui faisait finalement trois établissements — soit celle des sites prioritaire et alternatif de l'hôpital universitaire, et celle de l'hôpital complémentaire. Les études déjà réalisées par la SICHUM sur les caractéristiques de différents sites ou sur la réutilisation des sites déjà occupés par le CHUM ont été les principaux documents utilisés par le comité, lequel ne pouvait pas, dans le temps imparti, commander de nouvelles analyses (qui, de toute façon, semblaient inutiles).

L'identification du site prioritaire fut vite effectuée à l'aide des études existantes : aucun membre du comité de planification, de la direction du CHUM ou de celle de l'Université de Montréal ne trouvait de raisons pour remettre en question le 6000 Saint-Denis. Les inquiétudes hâtives du nouveau ministre de la Santé sur un site jugé par lui trop risqué et coûteux ne résistèrent pas à une nouvelle réflexion, et ne furent donc pas retenues par ceux qui travaillaient à la conception du nouveau projet de CHUM (on sait maintenant que le ministre en question savait où il voulait en venir à ce propos et qu'il n'entendait vraiment pas changer d'idée).

Une convergence est aussi rapidement apparue pour le site alternatif : l'hôpital Saint-Luc (le 1000 Saint-Denis) fut choisi, la discussion s'étant limitée aux trois sites toujours utilisés par le CHUM (Saint-Luc, Notre-Dame et l'Hôtel-Dieu), pour lesquels le comité disposait d'analyses comparatives. Saint-Luc fut le moins mal classé de ces trois sites : un nombre plus limité de paramètres reçurent dans son cas la cote « médiocre » (la raison de sa sélection n'est donc pas qu'il se serait démarqué par des paramètres « excellents » ou même « bons »). Par ailleurs, le comité ne pouvait ignorer l'évidence du fait que, relativement moins déclassé que les deux autres sites du CHUM, le 1000 Saint-Denis ne pouvait tout de même pas égaler les caractéristiques largement plus positives du 6000 Saint-Denis. Des mandats furent néanmoins donnés pour que plusieurs études soient menées. Il s'agissait en fait d'études considérées comme sommaires puisqu'elles devaient être réalisées en quelques semaines, soit au cours de l'automne 2003. Elles portaient pour la plupart sur le site du 1000 Saint-Denis, quelques-unes seulement venant compléter les travaux de la SICHUM sur le 6000 Saint-Denis.

Quant à la répartition des 1 000 lits entre le nouvel hôpital universitaire et l'hôpital complémentaire du centre-ville, elle menait à discuter l'emplacement de ce dernier et la question de sa gouvernance. Cet hôpital devait-il être géré par le CHUM au même titre que le nouvel hôpital universitaire ? La répartition des lits entre l'hôpital universitaire et le complémentaire fut fixée à 700 lits pour le premier et à 300 pour le second. On s'éloignait donc de manière significative du nombre de lits retenus lors de la planification de la SICHUM, soit 853 lits.

Selon les analyses du CHUM, le site idéal pour cet hôpital complémentaire était le 1000 Saint-Denis. Et, sans doute pour tenir à distance tout projet de CHUM sur deux sites, la tendance dominante a rapidement été de ne pas faire relever l'hôpital complémentaire de la responsabilité gestionnaire et administrative du CHUM et de son conseil d'administration. Le projet de nouvel hôpital universitaire préparé à l'automne 2003 par le CHUM recommandait ainsi clairement comme site prioritaire le 6000 Saint-Denis, avec comme site secondaire alternatif le 1000 Saint-Denis. Notons que ce dernier site était aussi recommandé pour l'hôpital complémentaire du centre-ville, puisqu'il était improbable qu'il soit retenu pour le CHUM lui-même. Ce que pareilles décisions disaient en fait ouvertement, c'est que seul le site prioritaire méritait l'attention (soit le 6000 Saint-Denis), puisque le site de Saint-Luc semblait idéal pour un hôpital complémentaire de centre-ville.

Ce projet, préparé par le CHUM et paraphé par l'Université de Montréal, sa faculté de médecine et l'Agence de la santé et des services sociaux, fut déposé auprès du gouvernement en décembre 2003, et ensuite à la commission Mulroney-Johnson. Les mots avec lesquels le site prioritaire est recommandé dans ce document valent la peine d'être bien notés :

> Le CHUM a procédé à l'analyse de différents sites pour l'implantation du CHUM 2010. Aucun des sites étudiés n'a présenté plus d'avantages et moins de contraintes que le site au 6000 Saint-Denis[2].

---

2. CHUM, *Proposition CHUM 2010. Rapport final,* Montréal, décembre 2003, p. 2.

Mais ce n'est pas tout : le CHUM pouvait ajouter un élément capital au dossier, le ministre de la Santé ayant requis que le ministère des Transports réalise, pour le 15 novembre 2003, une étude de faisabilité relative au site du 6000 Saint-Denis :

> Le ministère des Transports du Québec a procédé à une révision des études sur le site au 6000 Saint-Denis et n'a pas identifié de contraintes, tant sur la vulnérabilité que sur la circulation, qui empêcheraient la construction du CHUM. En conséquence, le CHUM réaffirme que le 6000 Saint-Denis est maintenu pour l'implantation du futur CHU[3].

Et le CHUM de résumer les principaux avantages du 6000 Saint-Denis : son ampleur compatible avec un CHU de style campus laissant place à des parcs et arrangements environnementaux propices à la guérison ; la présence de terrains avoisinants disponibles pour des cliniques privées, la commercialisation de la recherche et des ressources de restauration ; sa bonne desserte par le réseau routier et les transports en commun ; et, finalement, un sous-sol avec roc à peu de profondeur, ce qui limite les dégâts de contamination et offre une assise solide. En déposant le rapport intitulé *Proposition CHUM 2010*, le 15 décembre 2003, le conseil d'administration du CHUM votait à l'unanimité pour le 6000 Saint-Denis comme site optimal. Il faut retenir que c'est la seule fois que le conseil d'administration du CHUM s'est prononcé sur un site particulier, et que le 6000 Saint-Denis fut le seul site pour lequel ce conseil a eu à prendre

---

3. *Idem.*

position. On verra plus loin les circonstances qui ont fait en sorte que le conseil d'administration du CHUM n'a plus jamais pris officiellement position en faveur d'un site ou d'un autre pour recevoir ce nouvel hôpital universitaire. Le site du 6000 Saint-Denis était donc celui que devait étudier, par la suite, la commission Mulroney-Johnson.

Au CHUM comme à l'Université de Montréal, on amoindrissait le choc du changement de cap en se convainquant qu'à terme tout pourrait se replacer, puisque le nouveau projet soumis conservait le principe d'un CHUM sur un site unique. De plus, ce site offrait des possibilités d'expansion qui permettraient, dans une éventuelle deuxième phase et lorsque les besoins auraient été enfin reconnus, d'agrandir l'hôpital et de l'amener à la taille du projet initial, à savoir 853 lits. L'essentiel, se disait-on, est que commence le plus tôt possible la construction du CHUM au 6000, rue Saint-Denis. Ceci dit, ce projet bâclé suscita une immense déception chez les médecins et les professionnels du CHUM.

Les premiers pas de la commission Mulroney-Johnson

La commission technique indépendante annoncée en juillet 2003 par le ministre de la Santé pour l'analyse des projets du Centre hospitalier de l'Université de Montréal et du Centre universitaire de santé McGill fut mise en place le 3 novembre 2003. Le ministre Couillard confia à deux anciens premiers ministres, Brian Mulroney et Daniel Johnson, la coprésidence de cette commission.

La première interprétation que les dirigeants du CHUM et ceux de l'Université de Montréal firent de cette annonce fut que le nouveau gouvernement voulait s'approprier les deux projets, mais en passant par une commission qui les légitimerait avec quelques modifications découlant de ses propres analyses. Le nouveau gouvernement pourrait alors s'appuyer sur les recommandations de cette dernière et la notoriété de ses coprésidents pour aller de l'avant sans être directement la cible des opposants traditionnels aux deux projets, et plus particulièrement à celui du CHUM.

Donc, au départ, la commission Mulroney-Johnson n'était pas du tout vue comme une menace au projet du 6000 Saint-Denis, mais plutôt comme un moyen de le consacrer définitivement. D'ailleurs, le projet déposé par le CHUM, paraphé par l'Université de Montréal, réaffirmait clairement que le 6000 Saint-Denis avait toutes les qualités pour être le site prioritaire. Qui plus est, les préoccupations du nouveau ministre de la Santé quant à ce site paraissaient injustifiées au vu des analyses de faisabilité réalisées, à sa demande, par le ministère des Transports du Québec. On avait donc toutes les raisons de croire que la commission mise sur pied en viendrait à légitimer, avec quelques modifications, le choix déjà arrêté antérieurement par le gouvernement du Québec pour l'emplacement du CHUM. On n'avait rien compris.

Un mandat bizarrement éclaté

Il est important de rappeler avec précision le mandat qui fut donné à la commission Mulroney-Johnson. Tel que décrit dans le rapport de la commission, son mandat se déclinait ainsi :

Les travaux de la commission doivent porter sur les éléments suivants :

— la contribution de chaque projet au rehaussement de la médecine universitaire par la concentration des activités du CHUM et du CUSM dans les soins tertiaires et quaternaires (soins ultraspécialisés) et l'engagement de chaque établissement à la mise en œuvre de plans de pratique en médecine ;

— la complémentarité des deux projets, d'abord entre les centres hospitaliers universitaires(CHU) de Montréal et, ensuite, à l'intérieur de chaque CHU, dans le cadre de l'implantation de son propre Réseau universitaire intégré de santé (RUIS), à l'égard de la spécialisation des services, de la formation et de la recherche et à l'égard des infrastructures et des services dans le cadre des activités autres que les activités cliniques ;

— le caractère réalisable de chaque projet à l'intérieur du cadre budgétaire fixé par le gouvernement du Québec, à savoir, pour chaque CHU, une contribution du gouvernement du Québec plafonnée à 800 millions de dollars, une contribution minimum de 200 millions de dollars des fondations, du secteur privé et du gouvernement fédéral, et aucune augmentation des budgets actuels de fonctionnement ;

— l'impact des projets sur la trame urbaine et la disposition des bâtiments excédentaires ;

— la synchronisation planifiée de la réalisation des deux projets afin, notamment, de réduire les effets inflationnistes sur le marché de la construction, ainsi que les effets sur le réseau routier et les infrastructures et, enfin, également, de favoriser une meilleure adaptation du personnel à l'égard des nouvelles technologies.

La commission doit, en outre, s'assurer du respect des grands paramètres et des conditions de réalisation fixés par le gouvernement et communiqués par le ministre au CHUM et au CUSM le 21 juillet 2003[4].

Rien dans ce mandat, si large soit-il, ne pouvait laisser croire qu'un changement de site était à l'ordre du jour pour le CHUM. D'autant plus que le communiqué public annonçant officiellement le mandat ne faisait aucune allusion à la demande de sites alternatifs et à l'obligation qu'aurait la commission de les examiner. La lettre du ministre de la Santé au CHUM datée du 21 juillet 2003, elle, contenait une référence à cette demande. Mais pourquoi le gouvernement et son ministère ne mentionnaient-ils pas ouvertement cet élément qui serait étudié par la commission? Ce silence stratégique sur la question des sites alternatifs dans le mandat même de la commission était, a priori, plutôt surprenant. Le ministre s'apprêtait-il à mettre un bémol sur ses dispositions à cet égard? Bien sûr que non, comme nous le verrons clairement.

Les travaux de la commission

La commission se mit au travail en novembre 2003, et pendant un court moment, du moins pour l'Université de Montréal, ce fut le calme plat. Le CHUM, quant à lui, en était

---

4. *Soins, enseignement, recherche. Au cœur de la cité. Rapport de la Commission d'analyse des projets d'implantation du Centre hospitalier de l'Université de Montréal et du Centre universitaire de santé McGill*, Québec, Ministère de la Santé et des Services sociaux, Direction des communications, avril 2004, p. 11.

à terminer la rédaction de sa *Proposition CHUM 2010*, dont on sait qu'elle fut déposée le 15 décembre 2003. Malgré l'insistance du ministère de la Santé sur la proposition d'un site alternatif et les études en cours sur ce site, la situation semblait ne pas devoir changer. En effet, les informations fournies à la direction de l'Université de Montréal par la commission Mulroney-Johnson laissaient croire que le 6000 Saint-Denis était toujours le site retenu.

Toutefois, dès janvier 2004, la direction du CHUM informa officieusement Robert Lacroix qu'elle croyait que le projet du 6000 Saint-Denis était condamné, que le choix du ministère et éventuellement de la commission serait le 1000 Saint-Denis, et que l'on se dirigeait vers un CHUM sur deux sites. La direction du CHUM semblait alors aussi déçue et perturbée par cette éventualité que celle de l'Université. La direction du CHUM croyait, cependant, qu'on ne pouvait rien faire avant la fin des travaux de la commission. Puis, dans les semaines qui ont précédé le dépôt du rapport de Mulroney et Johnson, des propos qui traduisaient clairement des inquiétudes, plus précises encore, des commissaires furent transmis à la direction du CHUM.

Au début de mars 2004, en effet, la direction du CHUM fut informée, lors d'une réunion de travail avec les commissaires (à laquelle n'avait pas été invitée la direction de l'Université de Montréal), du grand intérêt de ces derniers pour le site alternatif du 1000 Saint-Denis. Les coûts estimés pour ériger le nouvel hôpital au 6000, rue Saint-Denis posaient, semble-t-il, problème aux commissaires, mais ce n'était pas tout. Les difficultés causées par la proximité de la voie ferrée, des problèmes reliés au réseau routier et, enfin, l'achalandage en soins primaires et secondaires que pourraient causer les urgences d'un hôpital universitaire au 6000, rue Saint-Denis, furent explicitement mentionnés comme facteurs jouant contre ce site. Ces informations obtenues des commissaires devaient vraisemblablement mener les personnes ayant œuvré à la préparation de la proposition du CHUM à concevoir un document supplémentaire apportant des modifications à la proposition officiellement déposée en décembre 2003.

Ce document, présenté au comité de planification du CHUM le 6 avril 2004, modifiait de façon substantielle le projet initialement proposé pour le 1000 Saint-Denis. En effet, on y décrivait la possibilité de réaliser, tout en respectant la contrainte des coûts imposée par le ministère, le nouvel hôpital au 1000, rue Saint-Denis en deux phases distinctes. Une première phase de démolition et de construction produirait près de 66 % des superficies globales du projet, et une deuxième phase s'occuperait des 33 % restants par la rénovation d'espaces existants. Le scénario était identifié comme « Scénario 1 + 2B », soit la réalisation de la partie neuve de l'hôpital en une première phase, d'où le 1, suivie d'une deuxième phase de rénovation des bâtiments existants, d'où l'expression 2B. Contrairement à ce qu'avait toujours affirmé la direction du CHUM dans le passé, la rénovation était maintenant estimée moins coûteuse que la construction neuve et permettait par conséquent de demeurer à l'intérieur des balises gouvernementales tout en ayant un hôpital de 700 lits.

Le président du comité de planification annonça que ledit document modifiant la proposition du CHUM serait envoyé à la commission dès le lendemain, soit le 7 avril 2004. Il n'a été présenté ni au conseil d'administration du CHUM ni à l'Université de Montréal au préalable. D'ailleurs, la perspective de l'envoi de ce document à la commission ne pouvait plaire, loin de là, à tous les membres du comité de planification, dont ceux de l'Université de Montréal. Ces derniers constataient non seulement qu'il y avait eu, en mars, une réunion cruciale de la direction du CHUM avec les commissaires, mais que ce nouveau projet avait été élaboré à leur insu. On verra plus loin le rôle stratégique que joua dans la suite des événements ce projet modifié envoyé à la commission le 7 avril 2004.

Dès janvier, et après les rumeurs sur les difficultés que semblait causer le choix du site du 6000 Saint-Denis, la direction de l'Université se mit activement à la recherche d'informations sur cette question, informations qui provenaient de diverses sources et qui la menèrent à la même conclusion que celle de la direction du CHUM sur l'abandon probable du 6000 Saint-Denis par la commission. Selon la rumeur qui circulait alors, le 6000 Saint-Denis était politiquement contaminé, et il n'était pas question qu'un projet aussi vaste se fasse dans un comté traditionnellement péquiste et ayant comme député un ancien ministre du gouvernement précédent. D'ailleurs, on avait souvent laissé entendre que le choix du site du 6000 Saint-Denis avait été essentiellement un choix politique. Robert Lacroix, très impliqué dans ce dossier depuis le début, a toujours eu l'intime conviction, étant donné les multiples démarches et décisions qui ont mené au choix du 6000 Saint-Denis, que cette supposition était non fondée.

Le fait que le nouveau gouvernement ait tellement insisté au départ pour que le CHUM soumette un site alternatif à la commission Mulroney-Johnson, sans vraiment justifier cette demande, donnait tout de même un certain fondement à cette rumeur. Le CUSM n'ayant pas répondu à la demande ministérielle sans que personne, au gouvernement, s'en soit formalisé ajoutait à la crédibilité de la rumeur.

Au cas où cette interprétation des faits serait la bonne, il apparut crucial à la direction de l'Université de trouver dès ce moment un moyen d'éviter le choix du 1000 Saint-Denis, qui, en toute connaissance de cause, lui apparaissait comme l'un des pires sites à retenir. Cette opinion était aussi celle de la faculté de médecine, d'un nombre important de médecins et de chercheurs du CHUM, et de nombreux experts qui avaient été impliqués directement ou indirectement dans cette saga.

Après mûre réflexion et de nombreuses consultations, il apparut donc à la direction de l'Université qu'une solution possible serait une troisième voie. Elle serait différente non seulement du projet du 6000 Saint-Denis, mais aussi et surtout de l'éventuel projet du 1000 Saint-Denis. Cette troisième voie pourrait être d'intégrer le CHUM dans le projet de développement d'un campus localisé à la gare de triage Outremont, sur lequel l'Université travaillait depuis déjà un certain temps.

Comment se fait-il que la direction de l'Université ait pu penser à ce site? Pourquoi pouvait-elle a priori miser sur une telle hypothèse? Pour qu'une réponse vraiment satisfaisante et pleinement compréhensible soit apportée à ces questions, le lecteur nous permettra d'interrompre un moment la chronologie des événements. Il faut en effet illustrer avec soin pourquoi les universités de recherche, et tout particulièrement l'Université de Montréal, consacrent, en tant qu'organisations complexes du savoir, un temps significatif et d'importantes expertises à maîtriser leurs problèmes d'espace. Elles y sont en premier lieu forcées par l'expansion constante de leurs activités. Et il est d'autant plus essentiel de comprendre la logique sous-jacente au projet de développement de l'Université de Montréal sur le site Outremont que ce développement a aussi été mis en doute dans le débat portant sur la localisation optimale du CHUM.

Un peu d'histoire sur la planification des espaces à l'Université de Montréal

Comme nous l'avons vu précédemment, le développement de l'Université de Montréal sur le mont Royal débuta dans les années 1920 grâce au don, par la Ville de Montréal, d'une carrière désaffectée sur le flanc nord du mont Royal et à la décision de l'Université d'y développer un campus à l'américaine afin d'y regrouper l'ensemble de ses activités. Cette décision suscita débats et controverses, mais conduisit quand même à l'inauguration, en 1942, de ce grand immeuble art déco conçu par Ernest Cormier et devenu depuis un des grands symboles du paysage urbain de Montréal. La croissance fulgurante de l'Université de Montréal, du milieu des années 1960 à la fin des années 1970, entraîna d'abord l'élaboration d'un plan complet du campus, qui fut accepté par la Ville de Montréal et ses diverses instances. Ce plan respectait les contraintes inhérentes au développement considérable qu'il engageait. L'Université développa par la suite son campus selon ce plan, au fur et à mesure que ses besoins d'espace l'exigeaient.

Face à la très forte croissance du nombre d'étudiants et

de professeurs qui se produisit à la fin des années 1960 et dans les années 1970, l'Université ne put satisfaire aussi rapidement et définitivement qu'il était souhaitable ses nouveaux besoins d'espace par de nouvelles constructions sur son propre campus. Elle fit donc l'acquisition de trois couvents dans la périphérie du campus pour les recycler, tant bien que mal, en bâtiments universitaires.

Le plan de développement de l'Université de Montréal devint de plus en plus contraignant avec la prise de conscience par la population du caractère historique et patrimonial du mont Royal et de la nécessité de le protéger. Au début des années 2000, lorsque l'Université décida de construire cinq nouveaux pavillons en conformité avec son plan de développement, cela posa un certain nombre de problèmes, en termes de retards et de coûts supplémentaires. Ces nouvelles constructions réduisirent en outre à presque rien les espaces encore disponibles pour le développement immobilier du campus, si l'on voulait respecter le plan de développement existant. Modifier ce plan n'était ni possible, dans le nouveau contexte, ni souhaitable : la densité sur le campus avait été grandement augmentée par les nouvelles constructions, et on ne pouvait l'accroître davantage sans nuire à la qualité de la vie universitaire et à la beauté naturelle du site. En somme, il fallait se rendre à l'évidence : il n'était plus possible d'accroître les espaces de façon significative par des constructions nouvelles sur un campus déjà densément bâti, soumis à une réglementation croissante et continuellement surveillé par ceux qui pensaient que toute construction nouvelle sur le mont Royal était proprement inacceptable. Le campus principal était donc, à toutes fins utiles, saturé.

D'autres universités avaient connu le même sort auparavant. Le cas le plus évident était celui de l'Université de Toronto, comparable à l'Université de Montréal par sa taille, ses programmes d'étude et ses activités de recherche. Cet établissement, qui avait vu le jour et s'était développé au cœur de la ville, s'était, lui aussi, retrouvé avec un campus saturé. La seule possibilité qu'il avait eue pour absorber les conséquences de sa croissance fut de développer, dans la banlieue de Toronto, un deuxième campus (à Mississauga), qui regroupe maintenant 10 500 étudiants. Évidemment, l'université ontarienne aurait nettement préféré qu'un tel développement puisse se faire à proximité de son campus principal, mais aucun terrain à proximité de celui-ci ne pouvait satisfaire ses besoins à long terme.

Le problème des espaces en 2003

Comment se présentait le problème des espaces à l'Université de Montréal au début du troisième millénaire ? Il était majeur et mettait un frein au développement des activités de formation et de recherche de la plus grande université québécoise, la deuxième au Canada.

Une grande université de recherche n'est pas seulement un regroupement de salles de cours et de bureaux de professeurs et d'administrateurs. Elle est aussi un immense regroupement de laboratoires de recherche dans un grand nombre de secteurs de pointe, où se font l'avancement des connaissances et la formation de la relève scientifique et professionnelle. Or, pour participer au développement rapide et généralisé des sciences, des espaces modernes et adaptés sont une condition *sine qua non*. Les vieux bâtiments doivent être complètement recyclés ou remplacés par des nouveaux. Ce qui est vrai pour les hôpitaux universitaires — que l'on doit construire à neuf pour pratiquer la médecine d'aujourd'hui — l'est encore davantage pour les laboratoires universitaires.

Historiquement, à l'Université de Montréal, la recherche en laboratoire a été concentrée dans le fameux édifice conçu par Cormier et bâti dans les années 1930, puis dans le pavillon Marie-Victorin, couvent acquis par l'Université dans les années 1960 et recyclé tant bien que mal en bâtiment universitaire. Après étude, il devint évident que les développements anticipés pour les prochaines décennies dans les secteurs scientifiques ne pouvaient se réaliser dans les espaces que ces départements occupaient. Bien sûr, des mises à niveau étaient concevables, mais leurs coûts étaient très élevés, sans qu'elles satisfassent pleinement aux nouvelles exigences. À titre d'exemple, après avoir investi pendant des décennies pour maintenir dans le vieux bâtiment principal le département de chimie de l'Université (l'un des meilleurs au Canada), on réalisa que, pour mettre les espaces de ce département à niveau, un investissement minimum de 30 millions de dollars était requis. Et cet investissement ne donnerait pas pour autant l'équivalent, en termes d'adéquation aux besoins, d'un bâtiment nouveau spécialement construit à ces fins. De plus, pareille rénovation entraînerait des perturbations majeures dans les activités de formation et de recherche de cette unité.

Ce scénario s'étendait à l'ensemble des unités universitaires localisées dans le pavillon principal (le pavillon Roger-Gaudry). L'Université de Montréal vivait donc, comme la majorité des grandes universités de recherche nord-américaines, un problème important et croissant d'inadéqua-

tion de ses locaux pour les activités de recherche et de formation qui devaient s'y réaliser. Les autres universités procédaient,
toutefois, à des investissements massifs pour solutionner ce
problème. Il suffisait de se promener sur leurs campus pour
réaliser qu'ils s'étaient transformés en vastes chantiers de
construction. Ne pas s'ajuster à cette situation nouvelle avait
une forte incidence négative sur la capacité de l'Université à
recruter une relève professorale de haut niveau et des étudiants
de calibre international aux études supérieures.

Ce problème, ajouté à celui de la croissance des effectifs
étudiants et des activités de recherche, ne ferait que croître
dans le temps si aucune mesure corrective n'était prise. Les
chiffres qui suivent illustrent à quel point la situation était
dramatique en 2003-2004, et l'est demeurée depuis.

Entre 1998 et 2004, l'effectif étudiant avait bondi
de 32 %, alors que les revenus de recherche avaient grimpé
de 121 %. Pendant ce temps, l'espace sur le campus n'avait
crû que d'un maigre 17 %, et ce, même lorsqu'on inclut dans
ce calcul les nouvelles constructions encore en voie d'achè-
vement. En fait, l'Université de Montréal, qui accueillait
31 500 étudiants en 2004, affichait, selon les normes du
ministère de l'Éducation, un déficit d'espace minimal de
44 373 mètres carrés nets. Selon des hypothèses prudentes,
l'Université estimait que son déficit d'espace atteindrait les
64 124 mètres carrés nets (ou 116 589 mètres carrés bruts)
en 2010 si rien n'était fait. Ce chiffre ne tenait même pas
compte de la croissance future des activités de recherche
dans un établissement qui, à cet égard, présentait un grand
dynamisme, et ce, depuis de nombreuses années aux yeux
d'observateurs aguerris de la scène universitaire québécoise
et canadienne.

L'Université de Montréal se plaignait-elle le ventre plein ? Sûrement pas, lorsqu'on comparait sa situation à celle des autres établissements faisant partie, comme elle, du groupe prestigieux des dix universités canadiennes les plus actives à la recherche et aux études supérieures, appelé le G10 universitaire[5]. En effet, des données compilées annuellement par le G10 universitaire révélaient qu'en 2002-2003 l'espace par étudiant était en moyenne de 29 mètres carrés bruts pour les dix universités, de 26 mètres carrés pour McGill, de 25 mètres carrés pour Laval et de seulement 23 mètres carrés pour l'Université de Montréal. Globalement, l'Université de Montréal affichait donc un déficit d'espace de quelque 175 000 mètres carrés bruts par rapport à la moyenne des universités comparables du reste du Canada.

Enfin, s'ajoutait à ces problèmes d'espaces de formation celui des résidences universitaires sur le campus ou à proximité. L'Université avait 1 200 places de résidence sur le campus, dont 400 au maximum se libéraient chaque année pour être offertes aux nouveaux étudiants. Or, la demande annuelle dépassait les 2 000 nouveaux locataires, et l'Université réalisait que sa capacité à attirer des étudiants de l'extérieur de Montréal et de l'étranger était de plus en plus contrainte par cette pénurie de résidences universitaires. Là encore, le pouvoir concurrentiel de l'établissement s'en trouvait affecté.

---

5. Dans les toutes dernières années, ce groupe est devenu le G13 à la suite de l'intégration de trois autres universités canadiennes qui satisfont maintenant aux critères d'accès grâce à l'intensité de leurs activités de recherche et de formation aux études supérieures.

En somme, pour l'Université de Montréal, l'idéal était de trouver une solution à long terme à ce problème de taille. En d'autres mots, dans la mesure du possible, il fallait qu'à l'avenir les développements de l'établissement ne soient pas contraints par l'exiguïté de son campus, et cela, pour les décennies à venir. C'était d'ailleurs la vision des fondateurs de l'Université lorsqu'ils avaient choisi le site du mont Royal, démesurément grand pour les besoins de l'époque.

La possibilité d'acquérir le site Outremont

Aussi longtemps que la possibilité d'acquérir le site Outremont n'avait pas été vue par l'Université de Montréal, le réaménagement du campus était un obstacle infranchissable. La seule hypothèse possible demeurait le recours à un deuxième campus, distinct du campus principal du mont Royal, comme avait dû s'y résigner, et pour les mêmes raisons, l'Université de Toronto. Or, au cours de l'année 2002, la direction de l'Université de Montréal fut informée que le site Outremont serait peut-être disponible pour un développement universitaire majeur. Ce site de 3 millions de pieds carrés se situait au carrefour de Ville de Mont-Royal, d'Outremont et du quartier Parc-Extension et, qui plus est, au pied du campus principal de l'Université. Appartenant au Canadien Pacifique (CP) depuis plus d'un siècle, il logeait une gare de triage ferroviaire toujours active. Mais les plaintes des citoyens des quartiers environnants étaient de plus en plus nombreuses, et elles recevaient une écoute croissante des politiciens de tous les niveaux de gouvernement. Par ailleurs, le CP avait des projets importants de réorganisation de son triage ferroviaire sur l'île de Montréal, lesquels permettraient la fermeture de cette gare de triage, pourvu que la compagnie puisse vendre le terrain à des conditions acceptables.

D'autres projets avaient été imaginés pour occuper ce site, et, en 2002, le maire d'Outremont faisait la promotion d'un projet immobilier majeur pour le réhabiliter. Un des problèmes posés par ces lotissements d'intérêt privé était les bénéfices que les futurs propriétaires retireraient en exclusivité de l'investissement public considérable qui était requis pour viabiliser le site. Pour rentabiliser ces projets, il fallait en effet que le prix du terrain acquis soit bas et que les coûts de la décontamination soient en grande partie assumés par les gouvernements, de même que ceux des infrastructures publiques municipales considérables qui devaient y être installées. Il n'était de toute façon pas possible de faire disparaître cette plaie béante, laide et devenue inacceptable au cœur même de Montréal, sans avoir à payer ces coûts.

Le tout devenait en fait beaucoup plus acceptable socialement si ces investissements publics étaient faits pour le développement d'un service public essentiel et accessible à l'ensemble de la population. La création du deuxième campus de l'Université de Montréal, regroupant des pavillons d'enseignement et de recherche, des résidences universitaires, des incubateurs d'entreprises provenant de la recherche universitaire, de même qu'une réserve foncière pour les développements futurs de l'Université, était incontestablement un projet qui légitimait les investissements publics requis. Il y avait donc là une occasion unique d'éliminer du paysage urbain montréalais une horreur qui n'y avait plus sa place. C'est précisément ce que le CP avait compris avant d'informer l'Université de Montréal de ses dispositions favorables à la vente du site.

Pour l'Université de Montréal, cela représentait une occasion inespérée, que peu de vieilles universités ont eue dans leur histoire. Non seulement l'acquisition de ce site permettait à l'Université de solutionner définitivement son problème de territoire de développement, mais elle incitait aussi à imaginer, de façon optimale, un plan de réaménagement, de modernisation et d'expansion de son parc immobilier.

Réaménagement, modernisation et expansion du campus

Il devenait donc possible d'avoir un plan cohérent de réorganisation et d'expansion du campus sans vivre les inconvénients de campus trop éloignés l'un de l'autre. Le site Outremont était si près du campus du mont Royal et les moyens de liaison si nombreux qu'on pouvait planifier le tout comme s'il s'agissait d'un campus pratiquement unique, quitte à concrétiser davantage de liaisons potentielles entre les deux sites.

Pour les raisons que nous avons déjà identifiées, il fallait graduellement vider le pavillon Roger-Gaudry (immeuble Cormier) des unités scientifiques à laboratoire qu'on y avait logées. Il fallait faire de même dans les autres pavillons, principalement le pavillon Marie-Victorin. Regroupées sur le site Outremont, ces unités scientifiques deviendraient le cœur du campus des sciences de l'Université de Montréal. C'était une première composante de l'opération de modernisation incontournable du parc immobilier de l'Université.

L'Université de Montréal est l'une des plus importantes en Amérique du Nord pour la formation professionnelle dans les secteurs médical, paramédical et périmédical. Dans tous ces domaines, une formation clinique est requise. Elle est partiellement ou totalement donnée dans des cliniques de l'Université éparpillées sur le campus, notamment les cliniques de médecine dentaire, d'optométrie, de physio-thérapie, d'ergonomie, de nutrition, de psychologie, etc., pour n'en nommer que quelques-unes. La plupart de ces cliniques souffraient du vieillissement des immeubles, de leur dispersion et de l'accès difficile au campus du mont Royal. Un Centre des cliniques de l'Université de Montréal était donc une deuxième composante du plan de moder-nisation ; grâce à leur regroupement, il permettrait le partage des services et des économies d'échelle réduisant substantiellement les coûts de fonctionnement des cli-niques. À cela s'ajoutait, pour les milliers de patients les fré-quentant, une accessibilité nettement améliorée à leurs services et à leurs soins.

Ce déplacement d'unités vers le site Outremont libérait des espaces sur le campus principal. Ceux-ci allaient servir à combler le déficit d'espace des secteurs des lettres, sciences humaines et sciences sociales, qui, eux, n'avaient pas les mêmes exigences que les sciences à laboratoire quant aux caractéristiques des bâtiments. Les espaces libérés dans les pavillons Roger-Gaudry et Marie-Victorin pouvaient, une fois réaménagés, répondre parfaitement à leurs besoins. Par ailleurs, on prévoyait de regrouper la quasi-totalité des services administratifs dans le pavillon Roger-Gaudry, où loge déjà le rectorat. Ce réaménagement du campus princi-pal permettait ainsi de le moderniser et d'en augmenter les espaces. Il donnait aussi à l'Université l'occasion de se départir, en les vendant, de conciergeries qu'elle occupait sur la rue Édouard-Montpetit, d'un immeuble de bureaux localisé au 3744, rue Jean-Brillant, et de mettre fin à des locations dans des immeubles en périphérie du campus. Dans une deuxième phase, l'Université pourrait se départir d'autres pavillons en périphérie du campus principal pour regrouper graduellement l'ensemble de ses activités sur les deux sites, soit le campus du mont Royal et le campus Outremont.

Le campus Outremont regrouperait une concentration exceptionnelle de chercheurs en sciences naturelles et en sciences de la vie, d'où sortent des découvertes susceptibles d'être commercialisées. Il allait donc de soi que des espaces d'incubation de nouvelles entreprises découlant de ces découvertes y soient prévus pour compléter ce qui devenait la Technopole des sciences de l'Université de Montréal. Cet ambitieux projet était tout à fait en phase avec la volonté de la Ville de Montréal et du gouvernement du Québec de renforcer la position de Montréal comme l'une des grandes villes du savoir et de l'innovation en Amérique du Nord. Le site Outremont permettait en outre de mettre en chantier rapidement la construction de 1 000 à 1 200 nouvelles places de résidence à offrir aux étudiants fréquentant l'Université de Montréal.

On prévoyait que la première étape de ce plan se réaliserait sur une période de dix à douze ans. Compte tenu de l'importance du site, une partie de ses espaces serait mise en réserve pour des besoins futurs et serait dans l'intervalle convenablement aménagée du point de vue paysager. Cette approche avait très bien servi l'Université au cours des quatre-vingts dernières années consacrées au développement graduel de son campus du mont Royal, et il en serait de même pour le site Outremont.

C'est donc en rêvant à ce grand projet, sans aucun lien au départ avec le CHUM, que l'Université de Montréal négociait en 2003 avec le CP l'acquisition du terrain de la gare de triage Outremont, dans le plus grand secret pour éviter toute spéculation. Elle tentait aussi de convaincre les différents niveaux de gouvernement du grand intérêt de ce projet. On en était là, en ce qui a trait au site Outremont, quand, à l'automne 2003, la commission Mulroney-Johnson entama ses travaux.

Début 2004 : la commission Mulroney-Johnson se prépare à déposer son rapport

Plus la commission Mulroney-Johnson avançait dans ses travaux, plus se faisaient persistantes, on l'a déjà noté, les rumeurs selon lesquelles elle s'éloignait substantiellement des choix de localisation pour le nouvel hôpital universitaire que leur proposaient d'un commun accord l'Université de Montréal et le CHUM. C'est dans cette conjoncture que la direction de l'Université pensa à une troisième hypothèse de localisation, différente tant du 6000 que du 1000 Saint-Denis. Nous venons d'indiquer clairement pourquoi et comment, à même sa gestion et sa planification des espaces, la direction de l'Université avait pu en venir à envisager pareille hypothèse. Avec l'accord unanime du comité exécutif de l'Université, il fut donc décidé de demander aux consultants, qui travaillaient déjà sur le projet du campus Outremont, d'examiner la possibilité d'intégrer le CHUM au site Outremont. Cette option était de surcroît tout à fait en phase avec les efforts de planification et de développement que la direction de l'Université avait déjà consacrés, depuis la fin des années 1990, à son secteur des sciences biomédicales, et renouait avec la demande historique de l'Université d'intégrer son hôpital universitaire à son campus.

Le site Outremont apparaissait a priori suffisamment vaste, bien localisé et correctement configuré pour permettre l'implantation d'une véritable technopole de la santé et du savoir. La direction de l'Université avait souvent eu l'occasion de noter combien des universités nord-américaines avaient pu consolider, pour le mieux-être de nos sociétés, leurs sciences biomédicales en les regroupant sur un même site, avec leur hôpital universitaire et d'autres secteurs des sciences fondamentales. Ces sites, de type technopole de la santé et du savoir, permettaient en outre d'attirer des entreprises du domaine des biotechnologies, d'autant que les entreprises de ce secteur et de secteurs apparentés s'appuyaient de plus en plus sur des découvertes de sciences fondamentales pour innover.

En localisant sur un site suffisamment grand pour les contenir le nouvel hôpital universitaire, les sciences biomédicales et autres entités pertinentes de l'Université, de même que des entreprises innovantes, ce que ne permettait pas finalement le 6000 Saint-Denis et encore moins le 1000 Saint-Denis, l'Université de Montréal et le CHUM pouvaient ensemble y développer une technopole de la santé et du savoir. Le Québec pourrait alors rejoindre, dans le domaine de la santé, ce qui se faisait de mieux ailleurs dans le monde. On ferait de plus d'une pierre deux coups, en solutionnant les problèmes d'espace de l'Université de Montréal et en fournissant simultanément au CHUM un site exceptionnel. La création d'une telle technopole s'inscrivait aussi parfaitement dans le développement de « Montréal, ville de savoir », concept qui avait été fortement appuyé lors du sommet sur Montréal organisé par le maire Tremblay à la suite de sa première élection.

Le premier rapport des consultants fut tout à fait positif. On pouvait sans difficulté intégrer le CHUM au site Outremont tout en rencontrant parfaitement les besoins d'espace présents et futurs de l'Université de Montréal. Le site offrant plus de 3 millions de pieds carrés et des expansions possibles en périphérie, on pouvait offrir 1 million de pieds carrés au CHUM pour y réaliser le projet d'un hôpital pavillonnaire qui avait été conçu à grands frais pour le 6000 Saint-Denis. Les études préliminaires de circulation et d'accès donnaient aussi des résultats positifs. Évidemment, tout était préliminaire et ne révélait qu'un potentiel à examiner plus en profondeur pour pouvoir arriver à une évaluation définitive des qualités du site pour la localisation du CHUM.

Les résultats de ces travaux tout à fait confidentiels furent présentés au comité exécutif de l'Université de Montréal, qui les trouva suffisamment intéressants pour permettre à la direction de poursuivre cette démarche. Robert Lacroix rencontra alors le directeur du CHUM, le Dr Denis Roy, pour lui soumettre l'idée. Sa première réaction fut très positive et, malgré sa profonde conviction qu'on n'arriverait pas à modifier le cours des choses, il affirma que, si on parvenait à convaincre la commission Mulroney-Johnson et le ministère de la Santé de l'intérêt de ce nouveau site, il jouerait le jeu. Robert Lacroix prit alors rendez-vous avec Daniel Johnson au milieu de février 2004. Il lui fit part des rumeurs persistantes qui circulaient sur le fait que la commission s'apprêtait à proposer l'abandon du 6000 Saint-Denis au profit du 1000 Saint-Denis. Il lui exprima le profond désaccord de l'Université de Montréal quant à un éventuel choix du 1000 Saint-Denis, et le soutien que l'institution continuerait de donner au 6000 Saint-Denis si la commission allait en ce sens.

Toutefois, si, pour des raisons pour le moment inconnues, la commission décidait de recommander l'abandon du 6000 Saint-Denis, l'Université de Montréal avait une troisième voie à lui présenter. Muni de cartes et d'esquisses initiales, Robert Lacroix présenta alors au commissaire Johnson le CHUM intégré au campus Outremont. La première réaction de ce dernier fut de la surprise, mais il démontra un certain intérêt pour le projet. Il fut toutefois clair sur le fait que, au stade où en était rendue la commission et compte tenu de son mandat, il ne pouvait pas prendre explicitement en compte ce nouveau projet. Rien n'empêchait cependant l'Université de Montréal de poursuivre ses travaux pour préciser cette option. Robert Lacroix lui demanda alors de faire dans son rapport une ouverture sur un troisième site possible s'il advenait que la commission recommande l'abandon du 6000 Saint-Denis. Sans rien promettre, Daniel Johnson mentionna que cela n'était pas exclu.

Dans les deux mois qui suivirent, les consultants poursuivirent leurs travaux pour étayer le projet du campus Outremont, et Robert Lacroix rencontra le maire de Montréal et le nouveau député fédéral d'Outremont pour obtenir leur première réaction à ce sujet. La réaction de Gérald Tremblay fut positive, mais il prévint son visiteur que le maire d'Outremont, Stéphane Harbour, avait son propre projet pour la gare de triage d'Outremont et qu'il faudrait, le cas échéant, le gagner au projet de l'Université de Montréal. C'était possible, selon lui, et l'Université de Montréal pourrait compter sur son aide si on en arrivait là. De son côté, Jean Lapierre, alors député fédéral d'Outremont et ministre des Transports, reçut avec beaucoup d'enthousiasme le projet Outremont. Solutionner le problème de la gare de triage était l'une de ses promesses électorales, et le campus de l'Université de Montréal incluant le CHUM lui paraissait un projet extraordinaire. L'Université pouvait donc, au besoin, compter sur son appui.

Toutes ces démarches furent tenues strictement confidentielles pour deux raisons. La première était la décision de l'Université de maintenir très fermement son appui au 6000 Saint-Denis si la commission l'entérinait. Compte tenu des travaux considérables qui avaient été faits sur ce projet, du large consensus que l'on avait, enfin, réussi à dégager quant à ce nouvel hôpital et de la réelle possibilité d'ouvrir les portes du nouveau CHUM avant 2010, le 6000 Saint-Denis demeurait le site à privilégier. Il n'était donc pas question de le fragiliser en ouvrant, avant la fin des travaux de la commission, un nouveau débat sur le site. La deuxième raison était purement financière. Il fallait éviter toute spéculation sur les terrains en périphérie du site de la gare de triage. La méthode habituellement utiliser pour contrer cette spéculation est la mise en place d'une réserve foncière par le gouvernement du Québec sur un territoire déterminé. Cela n'est possible et acceptable que si un projet est défini et sa réalisation probable. Il est évident qu'on ne pouvait pas, à ce stade du processus, demander une telle réserve foncière. La confidentialité, malgré tous ses inconvénients pour un grand projet public éventuel, demeurait le seul outil disponible.

Au début d'avril 2004 fut adressée par télécopieur, au recteur de l'Université de Montréal, une double invitation pour le 16 avril de la part de la commission. La première le conviait à une rencontre privée à dix heures avec Daniel Johnson et Brian Mulroney, qui lui exposeraient les grandes lignes du rapport qui serait rendu public dans l'heure suivante. L'autre sollicitait sa présence à la conférence de presse que tiendraient les deux commissaires à cette occasion. La direction de l'Université jugeait incompréhensible que l'on puisse demander au recteur d'être présent à une conférence de presse qui dévoilerait le sort de l'hôpital de l'Université, en ne l'informant du contenu de ce rapport qu'immédiatement avant la conférence de presse. D'autant plus que, au-delà des rumeurs qui avaient circulé, l'Université de Montréal n'avait reçu aucune information privilégiée sur les recommandations du rapport.

Robert Lacroix téléphona donc à Daniel Johnson pour lui faire savoir qu'il n'était pas question qu'il accepte l'invitation de la commission s'il ne recevait pas préalablement une copie du rapport. Il obtint pour réponse que le rapport devait rester confidentiel jusqu'à la conférence de presse et que le commissaire pourrait difficilement déroger à ce principe. Robert Lacroix lui dit alors que sa décision était ferme : pas question qu'il accepte l'invitation sans avoir reçu au préalable une copie complète du rapport. Le commissaire prit la demande en délibéré pour, quelques jours plus tard, informer Robert Lacroix qu'il recevrait une copie du rapport la veille de la conférence de presse.

Ce dernier reçut effectivement cette copie au moment

annoncé et comprit pourquoi on ne souhaitait pas la lui faire parvenir à l'avance. Le rapport rejetait sans appel le site du 6000 Saint-Denis et recommandait la construction du nouveau CHUM sur le site de l'hôpital Saint-Luc. De plus, on n'ouvrait aucune perspective sur l'examen d'un éventuel autre site.

Nous verrons plus en détail le contenu du rapport dans le chapitre qui suit. On comprendra, toutefois, que le choc était d'autant plus violent que la façon tranchante avec laquelle le site du 6000 Saint-Denis était rejeté remettait complètement en cause tout le travail qui avait été fait par la SICHUM et sa batterie d'experts. C'est comme si l'on reprochait implicitement à tous ceux qui s'étaient impliqués dans la SICHUM d'avoir fait perdre trois ans au projet et d'avoir gaspillé plus de 20 millions de dollars. En quelques mois, la commission avait, elle, trouvé le site idéal, celui de l'hôpital Saint-Luc. Ce site avait pourtant été rejeté plus de trois ans auparavant par la CHQ et la SICHUM. De surcroît, elle écartait un site que la proposition même du CHUM faite en décembre 2003 et paraphée par l'Université estimait, en comparaison avec celui du 1000 Saint-Denis, optimal et très nettement supérieur.

Il était évident que Robert Lacroix ne pouvait absolument pas appuyer les recommandations de ce rapport portant autant sur l'abandon du 6000 Saint-Denis que sur le choix du 1000 Saint-Denis. D'abord, pour avoir étroitement participé aux travaux de la SICHUM, il n'adhérait pas du tout aux conclusions de la commission sur le 6000 Saint-Denis et sur le projet d'hôpital élaboré pour ce site. Ensuite, pour les mêmes raisons, il ne pouvait pas comprendre le choix que la commission faisait du site de l'hôpital Saint-

Luc. Après avoir consulté le chancelier de l'Université, André Caillé, et ses collègues de la direction, il décida de rencontrer les commissaires mais de ne pas être présent à la conférence de presse.

Sa rencontre avec les commissaires suivait celle que ceux-ci avaient eue avec les représentants du CUSM et de l'Université McGill. À leur sortie de la salle de rencontre, ces derniers, tout heureux de ce qu'ils venaient d'apprendre (ou savaient déjà), croisèrent Robert Lacroix et l'incitèrent fortement à accepter les conclusions de la commission pour ne pas retarder encore une fois le début des travaux sur leur chantier. Ce dernier leur signala qu'à ses yeux les seules considérations pertinentes étaient la qualité du futur CHUM et le développement de la médecine universitaire au Québec et à l'Université de Montréal, pour le bien des patients et des soins à leur prodiguer. Et, en fonction de ces paramètres, les recommandations de la commission étaient bel et bien inacceptables.

La rencontre fut brève. Après une très courte introduction de Daniel Johnson, Robert Lacroix informa les commissaires qu'il avait lu leur rapport et qu'il ne pouvait accepter leurs recommandations sur le site du futur CHUM. On ne tenta pas de le convaincre de la justesse des recommandations relatives au choix du site, mais plutôt de l'ampleur de l'impact négatif qu'aurait, si elle devait être maintenue, l'opposition de l'Université de Montréal et de son recteur aux recommandations de la commission sur le site. Comme les deux projets d'hôpitaux universitaires devaient, à cette époque, se développer de façon parallèle et synchrone, l'opposition de l'Université de Montréal et de son recteur retarderait non seulement le projet du CHUM, mais aussi celui du CUSM.

Le recteur de l'Université de Montréal avait donc une énorme responsabilité, lui souligna avec insistance Brian Mulroney. De plus, l'adhésion de l'Université et de son recteur aux recommandations de la commission réduirait considérablement l'importance des récriminations éventuelles des autres opposants. Ces fortes pressions ne modifièrent aucunement la décision que Robert Lacroix avait prise avec la direction de l'Université de ne pas appuyer les recommandations des commissaires sur le site et de ne pas être présent à la conférence de presse. Il en informa donc ses interlocuteurs et quitta immédiatement les lieux pour retourner à l'Université de Montréal, où l'attendaient ses collègues de la direction, déjà en réunion pour discuter des suites à donner à ce rapport.

5

Un rapport au contenu problématique

Il est temps de nous arrêter au contenu même du rapport déposé par la commission Mulroney-Johnson au printemps 2004. Passage obligé, bien sûr, puisque ce rapport est à l'origine du virage à 180 degrés qu'a connu le projet du CHUM à compter de ce moment crucial. On sera pourtant surpris par la teneur de ce rapport. Nous pensons, en effet, que plusieurs de ses analyses et principales recommandations manquent nettement de rigueur. On n'y trouve pas les fondements requis qui justifieraient des changements aussi massifs imposés au projet du CHUM.

Ce qui retint d'abord l'attention à la sortie du rapport Mulroney-Johnson, c'est l'abandon du 6000 Saint-Denis et le choix par la commission du site de l'hôpital Saint-Luc pour recevoir le nouvel hôpital universitaire. Ce n'étaient que deux des trente-trois recommandations du rapport. Celui-ci présente aussi des réflexions sur les besoins futurs en soins de santé et leur impact majeur sur les CHU et l'ensemble du réseau hospitalier québécois. Toute la question de la rémunération adéquate des fonctions universitaires des médecins, de même que celle du financement approprié de la fonction universitaire des CHU, y est aussi traitée et conduit à des recommandations pour la plupart pertinentes.

On y trouve également un chapitre sur le rehaussement de la médecine universitaire.

Il faut par contre noter qu'en la matière les commissaires adoptent une attitude de « table rase » et pratiquent la stratégie d'« avant nous, le déluge ! » Qu'on en juge : la communauté des intervenants ayant participé au début des années 2000 à la conception du nouvel hôpital universitaire avait déjà consacré une attention soutenue et des efforts de réflexion rigoureux à l'ensemble de ces thèmes. Le tout avait pris la forme d'un document détaillé et fouillé de plus de 150 pages de la part de la SICHUM, intitulé *Plan directeur du CHUM au 6000 Saint-Denis* et dûment déposé au ministère de la Santé en décembre 2001.

Ce document, dont la responsabilité était conjointement endossée par les conseils d'administration de la SICHUM et du CHUM, de même que par l'Université de Montréal, comporte deux grandes catégories de réflexions. On y trouve d'abord des directives pour le renouvellement de la médecine universitaire afin qu'elle rencontre les exigences de la médecine de demain, et ce, en termes de soins novateurs, d'enseignement, de recherche et de nouvelles technologies. L'accent y est clairement mis sur le patient. Celui-ci est au centre d'une conception de la médecine universitaire pour le XXIe siècle qui fait appel à l'innovation et à l'excellence des prestations qui lui sont destinées. Ce document se penche aussi sur la question des ressources humaines et sur les gestes à poser pour assurer, en ce qui a trait au personnel médical spécialisé, un plan de pratique approprié à la vocation d'un hôpital universitaire d'enseignement, de recherche et de soins novateurs. On y discute qui plus est d'une approche de gestion des carrières rendant l'hôpital plus apte à recruter les meilleurs professionnels et à assurer la rétention de ce personnel essentiel à sa mission.

Ce *Plan directeur du CHUM au 6000 Saint-Denis*, dans une deuxième catégorie de réflexions, aborde aussi le grand intérêt que présente un établissement hospitalier pavillonnaire par rapport à un concept d'hôpital construit en hauteur. Ce dernier trait a donc de quoi inquiéter quiconque a jeté son dévolu sur un concept d'hôpital comportant, par la force des choses, plusieurs étages.

La *Proposition CHUM 2010* déposée à la commission par le CHUM en décembre 2003 rappelle, en quelques pages seulement, qu'elle respecte intégralement les orientations et la philosophie de ce plan directeur de 2001 en ce qui a trait au renouvellement de la médecine universitaire, au centre duquel se trouvent le patient et ses besoins. On conviendra que cette proposition n'avait pas à tout reprendre à zéro à cet égard ; une référence explicite était d'ailleurs faite au document d'origine, qui comptait parmi les études réalisées par la SICHUM. Les commissaires, qui notent d'entrée de jeu avoir reçu tous les documents produits et commandés par la SICHUM, ne font ensuite aucune référence significative dans leur rapport au plan directeur en question. Ils ne mentionnent jamais les orientations qu'il donne relativement au renouvellement de la médecine universitaire et ne s'appuient aucunement sur ces dernières. Mais qu'y ajoutent vraiment leurs propres réflexions sur la mission particulière des centres hospitaliers universitaires et le rehaussement de la médecine universitaire ? Force est de constater : vraiment pas grand-chose. Rien, en fait.

Ce qui n'empêche aucunement les commissaires, par ailleurs, de déplorer à plusieurs reprises dans leur rapport

> […] que le CHUM et le CUSM ont mis relativement moins d'accent, dans les projets qu'ils ont présentés, sur les aspects du rehaussement de la médecine universitaire autres que la construction des nouvelles installations physiques[1].

Ou encore :

> La commission constate que l'importante question des ressources humaines dans les propositions soumises par les deux CHU semble avoir été occultée par le projet de construction des installations physiques[2].

À l'évidence, les commissaires n'ont pas consulté le plan directeur du CHUM, auquel se réfère explicitement la *Proposition CHUM 2010* et qui répondait à plusieurs de leurs préoccupations. Pourtant, Marcel Villeneuve, le secrétaire de la commission, qui tenait probablement la plume, avait été continuellement informé des travaux de la SICHUM, y compris de son plan directeur de 2001, puisqu'il était à l'époque directeur de l'Agence de la santé et des services sociaux de Montréal. Il faut dire que le titre intégral de ce document devait leur déplaire souverainement — le *Plan directeur du CHUM au 6000 Saint-Denis* ! Les commissaires n'ont tout simplement pas su aller un tant soit peu au-delà du titre de ce document.

Mais revenons au cœur de notre sujet et à ce qui a essentiellement retenu l'attention au moment où les commis-

---

1.   *Soins, enseignement, recherche*, p. 4.
2.   *Ibid.*, p. 32.

saires Mulroney et Johnson ont remis leur rapport. Deux recommandations ont eu alors un impact majeur et exercent toujours une influence déterminante sur l'histoire présente du CHUM et sur l'avenir de cet établissement. Il s'agit des recommandations 24 et 25, qui sont les suivantes :

> La commission recommande :
> R24. de ne pas construire les nouvelles installations du CHUM au 6000 Saint-Denis à cause des contraintes qui caractérisent ce site, celui-ci n'étant pas souhaitable pour y ériger de telles installations ;
> R25. de retenir le 1000 Saint-Denis pour y construire les nouvelles installations du CHUM[3].

Analysons plus en détail les éléments du rapport qui supportent ces deux recommandations.

Le 6000 Saint-Denis : vraiment trop cher ?

On se rappellera que, devant l'insistance du ministère de la Santé, le CHUM en était finalement venu à proposer deux sites possibles pour l'implantation du nouvel hôpital universitaire. La commission devait établir lequel de ces sites, compte tenu des autres paramètres du projet, serait le moins coûteux ou s'éloignerait le moins possible du cadre financier imposé. Elle a donc donné beaucoup de place au cadre financier des projets d'hôpitaux universitaires. Cela allait de soi,

---

3. *Soins, enseignement, recherche*, p. 87.

puisque le débat le plus important avait toujours porté non seulement sur les coûts élevés de ces projets, mais aussi sur l'incertitude qui caractérisait les coûts avancés jusqu'alors. Notons encore que les deux propositions, celle du CHUM et celle du CUSM, fixaient les sommes qui étaient à leur disposition à 1,1 milliard de dollars, prévoyant que s'ajouteraient aux 800 millions du gouvernement provincial 300 millions du gouvernement fédéral et du secteur privé.

Le projet d'hôpital soumis par le CHUM au ministre de la Santé en décembre 2003 en était un de 700 lits, construit sur le site du 6000 Saint-Denis au coût estimé de 1,25 milliard de dollars. La commission fit ses propres analyses du même projet et arriva à la conclusion que le vrai coût de ce projet était de 1,593 milliard de dollars. Pour être précis, la commission l'évaluait à 343 millions de plus que ne l'avait fait le CHUM.

Cette différence provenait à 40 % d'un écart dans les évaluations des coûts de construction du nouvel hôpital faites par le CHUM et la commission. Celle-ci considérait que les sommes prévues pour les honoraires professionnels et les contingences, incluses dans les coûts de construction, avaient été fortement sous-estimées par le CHUM. Outre les coûts de construction, la commission identifiait trois autres sources importantes d'écart entre ses estimations et celles du CHUM. D'une part, les coûts des technologies de l'information, qui devaient selon la commission être financés en plus grande proportion par les ressources relevant du cadre financier des nouveaux hôpitaux. D'autre part, les coûts dits d'infrastructure, soit, dans le cas du 6000 Saint-Denis, principalement la démolition du viaduc Van Horne. Enfin, les coûts administratifs, selon la commission, seraient plus élevés du fait qu'elle y ajoutait les dépenses déjà encourues par la SICHUM.

Le projet alternatif demandé par le ministre de la Santé et élaboré par le CHUM, soit l'implantation au 1000 Saint-Denis d'un hôpital de 650 lits, était évalué par le CHUM à 1,22 milliard de dollars. Les estimations faites par la commission étaient quant à elles de 1,5 milliard de dollars, soit 274 millions de plus que les estimations du CHUM pour le même projet. Dans ce cas aussi contribuent à la majoration, selon la commission, les réserves budgétaires ajustées à la hausse pour les contingences reliées à diverses composantes du processus de construction et, de la même manière que pour le 6000 Saint-Denis, les frais administratifs et les coûts des technologies de l'information.

En somme, selon les estimations de la commission relativement au 6000 Saint-Denis (1,593 milliard de dollars) et au 1000 Saint-Denis (1,5 milliard de dollars), on arrivait à un écart de 93 millions entre les deux projets — les coûts du 1000 Saint-Denis s'avérant apparemment moins élevés. Notons que cet écart n'équivaut qu'à 6 % des coûts totaux et qu'il est obtenu à partir d'estimations très préliminaires pour le 1000 Saint-Denis, contrairement aux estimations de coûts pour le 6000 Saint-Denis, lesquelles étaient bien documentées par des études portant sur plusieurs années et ayant un coefficient d'incertitude nettement inférieur aux premières.

Par ailleurs, élément tout à fait capital, le projet élaboré par le CHUM pour le 1000 Saint-Denis comporte 650 lits, soit 50 lits de moins que celui du 6000 Saint-Denis. Combien coûterait un hôpital de 650 lits s'il devait être érigé non plus au 1000 mais au 6000 Saint-Denis ? Question cruciale si l'on veut comparer ce qui est comparable. Il n'est pas déraisonnable de penser qu'implanter 650 lits au 6000 Saint-Denis aurait coûté au moins 50 millions de moins que l'hôpital de 700 lits projeté au départ pour ce même site. L'écart original de 93 millions de dollars entre les deux projets peut donc, dans un premier temps, être réduit à 43 millions sur la base d'un nombre de lits comparable.

Ensuite, la commission a décidé de faire assumer au CHUM d'importants coûts d'infrastructure pour le site du 6000 Saint-Denis, principalement pour la démolition du viaduc Van Horne et, aussi, pour la construction d'un tunnel entre la station de métro Rosemont et l'hôpital. Ces facteurs contribuent à hauteur de 45 millions de dollars à l'écart entre les estimations du CHUM et celles de la commission. En cela, on voit que la commission a choisi d'imputer au CHUM des coûts de rénovation urbaine. Or tous les décideurs impliqués dans le choix effectué par le gouvernement précédent savaient que cette opération impliquait des frais motivés par une dimension de rénovation urbaine de ce secteur.

D'ailleurs, cela est tellement vrai que, dans les projets actuels de la Ville de Montréal pour le même site, une partie de ces coûts seront pris en charge à titre de rénovation urbaine. C'est le cas de la démolition du viaduc Van Horne, dont la durée de vie utile est terminée et qui fait partie des projets de rénovation urbaine de la Ville de Montréal pour le quartier Rosemont–La Petite-Patrie. Mentionnons aussi que, dans le cas de la construction du CUSM à la cour Glen, le maire de l'arrondissement Côte-des-Neiges–Notre-Dame-de-Grâce, Michael Applebaum, tenait récemment dans un entretien donné à *La Presse* des propos qui, dans ce contexte, s'avèrent finalement étonnants. Selon lui, les coûts d'infrastructure que la Ville et le gouvernement auraient à assumer pour la construction du CUSM atteindraient en fin de compte pas moins de 95 millions de dollars[4]!

Regardons maintenant l'estimation du coût d'acquisition du terrain du 6000 Saint-Denis, laquelle s'élève à 122 millions de dollars. Ce coût estimé inclut évidemment des dépenses de relocalisation pour les entrepôts de la Société de transport de Montréal et d'autres entreprises localisées sur le site, ainsi que les frais de décontamination du terrain. Ces opérations comptaient pour près de 100 millions de dollars du coût total. À l'évidence, une partie importante de ces coûts n'avait rien à voir avec la construction du CHUM, mais bien plutôt avec le projet de rénovation urbaine qui y était annexé et que la Ville réaliserait de toute façon dans les années qui viennent. D'ailleurs, comme nous l'avons déjà dit, en imputant ces coûts au CHUM, on défavorisait nettement l'hôpital de l'Université de Montréal par rapport à celui de McGill, qui n'assumait qu'environ 30 millions de dollars pour un terrain deux fois plus grand que celui du 1000 Saint-Denis.

Un fait encore plus surprenant : les commissaires négligent complètement d'estimer les frais de transition dans le cas du 1000 Saint-Denis. Comment construire sur un site un hôpital de 650 lits alors qu'un établissement hospitalier fortement sollicité l'occupe déjà ? Qu'adviendrait-il des activités de Saint-Luc, hôpital de quelque 400 lits, durant la construction du nouvel hôpital ? Ces coûts de transition n'ont jamais

---

4.   Sarah Champagne, « Feu vert à la construction du CUSM », *La Presse,* 16 mai 2009.

été sérieusement évalués ni pendant les travaux de la commission ni par la suite. Or, tous les spécialistes reconnaissent que ces coûts peuvent être très élevés. Certains disent même qu'ils s'élèvent à au moins 20 % du coût total du projet. Dans le cas du 1000 Saint-Denis, il s'agirait donc de quelque 200 millions de dollars. Et c'est sans compter les coûts en tout genre que devront supporter les patients eux-mêmes.

Pourtant, la commission en minimise finalement l'ampleur d'une façon qui ne convainc aucunement :

> Il est vrai, cependant, que la construction du nouvel hôpital au 1000 Saint-Denis amènerait d'autres coûts, dont les coûts relatifs au maintien des opérations de l'hôpital pendant la durée des travaux. Ces derniers coûts, bien que difficiles à estimer, seront vraisemblablement en deçà des économies réalisées par le choix du 1000 Saint-Denis plutôt que du 6000 Saint-Denis[5].

Admettons que l'argumentation n'est absolument pas convaincante, et qu'elle l'est d'autant moins au vu de ce que nous venons de montrer : que l'écart de 6 % établi par les commissaires entre les coûts de construction des deux sites est nettement surestimé.

En somme, si la logique des coûts et le degré de certitude quant à leur évaluation avaient été les facteurs déterminants

---

5.   *Soins, enseignement, recherche*, p. 67. Et rappelons que les économies réalisées en favorisant le 1000 Saint-Denis sont évaluées par la commission à 93 millions de dollars, soit à 6 % à peine des coûts totaux du 1000 Saint-Denis.

du choix du site du futur hôpital, il nous apparaît incontestable que le 6000 Saint-Denis aurait dû être retenu. Le débat qui avait eu cours préalablement aux travaux de la commission ayant largement porté sur l'ampleur des coûts, on s'attendait à ce que, à moins que le site alternatif offre une possibilité réelle et raisonnablement certaine de coûts plus bas, le 6000 Saint-Denis soit confirmé comme site du nouvel hôpital — compte tenu en outre des travaux déjà réalisés et du consensus acquis. Ce ne fut pas le cas. Quels autres facteurs ont pu contribuer à ce que la commission arrive à une telle conclusion ?

D'un site de choix à un site inapproprié

En plus de recommander le site le moins coûteux possible, la commission devait encore identifier celui qui offrait le moins de contraintes et s'avérait, par conséquent, le moins risqué possible. Tous ceux qui ont intensément participé au choix du 6000 Saint-Denis et à l'élaboration du projet CHUM 2006 furent littéralement estomaqués autant par la recommandation de la commission d'abandonner le 6000 Saint-Denis que par son choix du 1000 Saint-Denis. Ces recommandations, nous l'avons vu, allaient à l'encontre des résultats de l'ensemble des études réalisées par la CHQ et la SICHUM durant plus de trois ans.

Que nous disaient l'ensemble de ces études ? Le meilleur résumé que l'on puisse en faire se trouve dans un tableau intitulé « Analyse comparative des scénarios de localisation ». Nous avons déjà utilisé les résultats de cette comparaison au chapitre 3. Rappelons que les sites ont été évalués en fonction de vingt-deux critères détaillés, regroupés en trois grandes catégories de facteurs. Les caractéristiques du site lui-même sont détaillées en douze critères ; sa fonctionnalité qualifiée à même cinq critères ; et la mise en œuvre, soit la réalisation du projet sur un site donné, étudiée à l'aide de cinq critères. Pour chacun des critères, quatre cotes étaient possibles : « excellent », « bon », « passable » et « médiocre ». Le tableau ci-dessous présente les résultats de la comparaison entre les sites du 1000 et du 6000 Saint-Denis.

On peut comprendre la stupéfaction des gens de la SICHUM, du CHUM et de l'Université de Montréal à la lecture du rapport Mulroney-Johnson. Il est cependant instructif d'examiner plus attentivement certains critères ayant servi à distinguer les sites possibles pour l'implantation du nouvel hôpital universitaire. Nous pourrons ensuite revenir à l'examen de ces mêmes sites auquel se prête le rapport Mulroney-Johnson.

En ce qui a trait d'abord à l'épineuse question de l'acces-

Cotes des deux sites sur vingt-deux critères*		
	1000 Saint-Denis	6000 Saint-Denis
Excellent	3	13
Bon	8	8
Passable	9	1
Médiocre	2	0

* On pourra trouver le détail de ces résultats dans les études de la SICHUM, de même que dans le rapport signé par MM. Couture et Saint-Pierre, chapitre 4.

sibilité, les études que nous avons citées l'évaluaient comme étant tout à fait comparable pour les deux sites, même si le 1000 Saint-Denis avait un certain avantage pour l'accès routier. Quant aux caractéristiques relatives au transport en commun, elles étaient jugées excellentes pour l'un et pour l'autre. Évidemment, il ne s'agit pas seulement d'accéder au site en auto, il faut aussi pouvoir se stationner à proximité. Là, le 6000 Saint-Denis présentait un avantage marqué. En somme, on pouvait difficilement écarter l'un ou l'autre site pour des questions d'accessibilité.

Dans les études réalisées par et pour la SICHUM, le critère de l'intégration au quartier obtenait la cote « bon » pour le 6000 Saint-Denis, mais seulement celle de « passable » pour le 1000 Saint-Denis. Le 6000 Saint-Denis était classé « excellent » tant pour les relations de proximité et la conservation et l'amélioration du patrimoine que pour l'identification des entrées sur le site. Pour ces trois derniers critères, le 1000 Saint-Denis n'arrivait pas à obtenir mieux que la cote « passable ». Les deux sites recevaient une cote équivalente, « bon », tant pour les risques environnementaux qu'ils occasionneraient que pour leur impact sur le domaine public. Mais pour l'accès à la lumière naturelle, l'environnement visuel et sonore et les espaces verts, le 6000 Saint-Denis se classait nettement mieux que le 1000 Saint-Denis. Il en allait de même pour la configuration du site, sa superficie et les possibilités d'expansion, puisque là aussi le 6000 Saint-Denis se démarquait clairement du 1000 Saint-Denis.

Force est de constater, donc, qu'en matière d'intégration au quartier et pour plusieurs caractéristiques environnementales, de même que pour la configuration elle-même des sites, le 6000 Saint-Denis s'en tirait mieux que le 1000 Saint-

Denis. Et sur la stratégique question des risques environnementaux, les deux sites étaient jugés équivalents.

Enfin, sur deux critères d'une extrême importance, à
savoir le maintien des opérations hospitalières durant les
travaux et la facilité de réalisation de la construction,
le 1000 Saint-Denis était complètement déclassé : il recevait
la cote « médiocre ». Le 6000 Saint-Denis, lui, était qualifié
d'« excellent » pour l'un et l'autre de ces critères. L'importance de ces derniers critères ne saurait être niée. Ils s'im-
posent comme des incontournables si l'on entend procéder avec toute la rigueur voulue à la sélection d'un site à
construire qui, d'une part, ne nuit pas, pendant toute la
durée de cette période, à la qualité des soins et à la qualité
de vie de patients déjà hospitalisés, et qui, d'autre part,
par ses caractéristiques mêmes, facilite les diverses étapes
d'érection d'un établissement aussi complexe qu'un hôpital
universitaire.

Que dit le rapport Mulroney-Johnson sur ces deux sites ?
La discussion qu'il y consacre tient en quelques pages. Et ces
dernières lui suffisent pour dire exactement le contraire de
ce que les études antérieures et l'ensemble des travaux de la
SICHUM avaient bien documenté. Penchons-nous d'abord
sur la description faite du 6000 Saint-Denis. On constate
avec surprise que ce site, jugé le plus adéquat compara-
tivement à nombre d'autres, y compris par rapport
au 1000 Saint-Denis, est jugé tout à fait inadéquat comme
site de construction du nouvel hôpital. En effet, il serait
devenu difficile d'accès — même en transport en commun ! —, loin de réseaux routiers importants. Ce site serait
situé dans un quartier qui ne pourrait recevoir un tel développement, il ne favoriserait pas un projet intégré à la trame

urbaine du quartier et n'aurait de surcroît que de faibles possibilités d'expansion. En plus, il est ultimement déclaré non sécuritaire à cause, principalement, de la voie ferrée qui le traverse. Enfin, il occasionnerait d'importants coûts d'acquisition et d'infrastructure qui devraient être évités.

Et qu'ont à dire les deux commissaires à propos cette fois du 1000 Saint-Denis ? Son accès est décrit comme idéal, et le site lui-même devient un site urbain stimulant doté d'une excellente intégration au quartier environnant. Même ses possibilités d'expansion ne sauraient inquiéter puisqu'elles sont d'emblée jugées raisonnables. Sur le plan de la sécurité, il ne pose aucun risque majeur, en tout cas pas du type de celui causé par une voie ferrée. Et sa proximité du site sélectionné par le CUSM, soit le site de la cour Glen, offrirait une complémentarité aidée par une mobilité fluide des personnes entre ces hôpitaux. Bien sûr, les coûts d'acquisition des terrains seraient dans ce cas bien moindres, le CHUM possédant déjà une part importante d'entre eux. Les commissaires notent tout de même que, si l'expansion du site devait se faire à même l'acquisition de terrains adjacents, il est à prévoir que l'achat de ces derniers pourrait générer des coûts importants. Mais ce facteur ne les incite aucunement à nuancer leur choix ou même à entreprendre une réflexion pouvant mener à le revoir.

Au final, l'analyse des sites signée par les commissaires est surprenante. On notera d'ailleurs qu'ils gardent le silence sur des critères aussi importants que la facilité d'exploitation des sites pour les fins de construction des nouveaux hôpitaux en question et le maintien d'intenses activités hospitalières sur le site même où se fait une importante construction. En fait, c'est subitement un monde à l'envers, où l'ensemble des experts qui avaient préconisé un monde à l'endroit se seraient littéralement trompés et auraient induit en erreur tous ceux qui ont pris des décisions à partir de leurs études et de leurs recommandations. Même le gouvernement antérieur, qui avait décidé en faveur du 6000 Saint-Denis, n'aurait pas été à l'abri de vulgaires erreurs commises dans les analyses menées jusqu'alors sur lesdits sites. C'est très grave, et on peut comprendre que Claude Béland, Robert Lacroix et les nombreux participants aux travaux de la SICHUM étaient bouche bée. C'est ce que Claude Béland et Robert Lacroix ont tous deux exprimé dans une entrevue donnée à Jean-François Lépine pour l'émission *Enquête* de Radio-Canada portant sur le CHUM, qui fut diffusée le 24 janvier 2008.

Pour proposer un changement de cap aussi radical, on peut se demander sur quelles nouvelles études la commission s'est appuyée. N'oublions pas qu'elle n'a mis que cinq mois pour réaliser son mandat. Les critiques de la commission sur le 6000 Saint-Denis découlent intégralement d'un document commandé à la firme Daoust Lestage Inc. en février 2004. Le mandat a été donné le 10 février 2004 et le rapport final a été remis à la commission le 20 février 2004. Le document préparé par cette firme et identifié en annexe au rapport de la commission est incontestablement à la base des recommandations de cette dernière. En somme, moins d'une semaine de travail pour rejeter en bloc les évaluations qui avaient été faites par d'autres firmes d'experts renommées au cours des années antérieures. De plus, ce travail d'une semaine ne portait pas seulement sur le 6000 Saint-Denis, mais aussi sur le site Glen du CUSM.

Dans ce rapport, le sort du 6000 Saint-Denis est réglé en

trois pages, avec une annexe de trois pages. Dans ces quelque 230 lignes, on a grand peine à trouver un aspect positif, ne serait-ce qu'une seule ligne, favorable au 6000 Saint-Denis. On comprend que chaque urbaniste et chaque architecte peut avoir sa propre opinion et son propre point de vue sur un projet donné, ces deux domaines n'étant pas des sciences exactes. On comprend moins bien, toutefois, qu'à la suite de travaux de quelques jours une commission rejette, sans discussion, les conclusions d'un ensemble d'études qui avaient conduit à des décisions extrêmement importantes pour l'avenir et qui avaient été prises par des individus éminemment responsables.

Revenons maintenant à la question majeure de la sécurité sur le site du 6000 Saint-Denis. Il faut d'abord rappeler que les études préalables réalisées pour la SICHUM donnaient la cote « bon » au site du 6000 Saint-Denis quant aux risques environnementaux. Et dès l'annonce par Pauline Marois du choix du 6000 Saint-Denis pour la construction du nouvel hôpital, la sécurité du site fut à nouveau interrogée du fait qu'une voie ferrée passait à l'une de ses extrémités et qu'y circulaient des matières dites dangereuses. Qu'arriverait-il si un accident ferroviaire s'y produisait? Est-ce que la sécurité des patients serait compromise? Ces questions étaient tout à fait légitimes, et la ministre de la Santé indiqua immédiatement que si le site n'était pas tout à fait sécuritaire il serait abandonné. La SICHUM devait donc donner la priorité absolue à un examen encore plus poussé et fouillé de cette question. C'est ce qu'elle fit en demandant à SNC-Lavalin d'étudier cet enjeu. SNC-Lavalin réalisa l'une des études de sécurité les plus exhaustives jamais faites au Canada dans le contexte de la construction d'un édifice public.

Deux rapports furent remis à la SICHUM, l'un en octobre 2001 et l'autre en juillet 2002. Ces rapports extrêmement détaillés arrivaient à la conclusion que, moyennant quelques mesures d'atténuation des risques, le 6000 Saint-Denis pouvait être considéré comme un site pleinement sécuritaire pour la construction du nouvel hôpital. Ces rapports rassurèrent complètement le gouvernement du Québec et la SICHUM. Peut-on imaginer que tous ces gens et ces instances auraient poursuivi le projet du 6000 Saint-Denis si un doute raisonnable avait subsisté sur la sécurité du site ? Pour avoir participé à l'ensemble de ces décisions et avoir vu le sérieux et le professionnalisme avec lesquels ces questions furent traitées, la réponse de Robert Lacroix, recteur de l'Université de Montréal à ce moment-là, est catégoriquement non.

Il faut aussi rappeler un élément capital que la *Proposition CHUM 2010* déposée par le CHUM en décembre 2003 souligne clairement. Dans son étude réclamée à l'été 2003 par le ministre de la Santé, le ministère des Transports, qui a tenu compte des avis du ministère de la Sécurité publique dans sa démarche, conclut que rien ne permet d'identifier des contraintes, sur le plan tant de la vulnérabilité et des risques environnementaux que de la circulation, qui empêcheraient la construction du CHUM au 6000 Saint-Denis. Et comme le souligne encore la *Proposition CHUM 2010,* une étude sommaire de la firme SNC-Lavalin sur le site du 1000 Saint-Denis, commandée et réalisée à l'automne 2003, tend à conclure que les deux sites présentent des risques environnementaux équivalents. Des mesures de mitigation des risques équivalentes à celles proposées pour le 6000 Saint-Denis couvriraient vraisemblablement les risques les plus significatifs de l'autre site.

À deux réserves près, toutefois : ladite étude note que les études portant sur le 6000 Saint-Denis ont été plus fouillées dans la mesure où elles ont incorporé des évaluations poussées des conséquences des accidents possibles sur ce site. Pareilles évaluations sont absentes de l'étude sommaire consacrée au 1000 Saint-Denis. Et d'autre part, cette dernière reconnaît, dans le cas du 1000 Saint-Denis, que les problèmes de qualité de l'air causés par la proximité d'une autoroute doivent être sérieusement analysés. Cela s'impose d'autant plus que les installations et les opérations requises pour y faire face seraient onéreuses compte tenu de l'ampleur du problème.

À notre connaissance, jamais, dans les mois qui ont suivi et tout au long des discussions qui ont eu cours par la suite sur le choix du site, le conseil d'administration du CHUM n'a officiellement reçu d'autres études sur les risques environnementaux du site du 1000 Saint-Denis. Des études complémentaires ont vraisemblablement été dûment commandées. Toujours est-il que l'on verra plus loin quand et comment, à une toute dernière étape de l'histoire du CHUM recomposée ici, est apparue une nouvelle étude plus élaborée des risques environnementaux caractérisant le site du 1000 Saint-Denis.

Est-ce que la commission elle-même a demandé une nouvelle étude sur le sujet avant de prendre position et de faire de la sécurité un enjeu de plus en plus important dans la recommandation du rejet du 6000 Saint-Denis ? À notre connaissance, la réponse est non. C'est donc, encore une fois, sur des bases extrêmement fragiles que la commission s'est appuyée pour mettre en cause le jugement et les décisions des individus et des instances qui avaient opté, en toute lucidité, pour le 6000 Saint-Denis comme site de développement du CHUM. Et dans le ton que les commissaires adoptent pour en traiter, on ne peut que s'étonner d'une teinte d'ambiguïté et de non-dit. Que l'on en juge en lisant ci-après les lignes qu'ils consacrent à cette question. Mais on notera en même temps que les commissaires n'en concluent pas moins que ce facteur doit mener au rejet du 6000 Saint-Denis.

> Les consultations menées par la commission, notamment auprès du ministère de la Sécurité publique, n'ont fait que démontrer que les avis sont partagés quant au niveau de risque que représentent la proximité de la voie ferrée et la suffisance des mesures d'atténuation proposées. Dans le peu de temps qui lui a été imparti, la commission n'a pas été en mesure d'en arriver à une conclusion précise et définitive sur ces questions. À la lumière des informations qu'elle a obtenues, la commission conclut cependant que la proximité de la voie ferrée du Canadien Pacifique constitue un élément de risque non négligeable qui milite clairement contre le site du 6000 Saint-Denis[6].

En conclusion, nous pensons que la commission n'avait pas de raisons crédibles pour écarter avec autant d'assurance le 6000 Saint-Denis. Bien sûr, des questions pouvaient être soulevées et des aménagements demandés, comme ce fut le cas pour le site Glen du CUSM. Toutefois, écarter sur des bases aussi fragiles le 6000 Saint-Denis était une insulte à

---

6. *Soins, enseignement, recherche,* p. 65.

l'intelligence, au jugement et au professionnalisme de tous ceux, très nombreux, qui avaient travaillé sur ce projet depuis trois ans. Recommander, en plus, de retenir le site de Saint-Luc pour la construction du nouvel hôpital ajoutait l'outrage à l'insulte.

Un rapport menant
à des décisions problématiques

La commission Mulroney-Johnson a créé une véritable onde de choc dans l'histoire récente du CHUM. Les deux chapitres précédents l'établissent clairement. Il faut donc, pour bien saisir toutes les conséquences de ce tournant stratégique, regarder attentivement les réactions et les décisions problématiques qu'ont provoquées son rapport et ses principales recommandations. C'est ce à quoi nous nous employons dans ce chapitre.

On doit d'abord relever un premier élément crucial. Alors que tous les intervenants croyaient cette question plutôt réglée, le rapport Mulroney-Johnson remettait en cause la taille du nouvel hôpital et, de ce fait, rouvrait indirectement la délicate question de l'unicité du site. En effet, pour réduire les coûts, la commission recommandait de ne construire qu'un hôpital de 500-550 lits sur le site du 1000 Saint-Denis et de retenir, en conformité avec les paramètres imposés par le ministère de la Santé, l'hôpital Notre-Dame comme hôpital complémentaire. En limitant la taille du nouvel hôpital universitaire à quelque 500 ou 550 lits, la commission proposait un établissement bien en deçà des 700 lits faisant partie de la proposition déposée par le CHUM et que les médecins du centre hospitalier et l'Université de Montréal considéraient déjà comme insuffisants pour remplir la mission complexe et diversifiée de ce nouvel hôpital. Donc, pour arriver à une taille minimale acceptable pour ces intervenants, il faudrait éventuellement additionner aux lits du 1000 Saint-Denis ceux d'un ou plusieurs établissements gardant toutes leurs fonctions et statuts de composantes du CHUM. Les positions adoptées par la commission Mulroney-Johnson signifiaient ultimement l'abandon du site unique, conséquence décriée par tous les intervenants dans ce dossier. Sur ce dernier point, en effet, ces derniers étaient unanimes.

On avait donc parcouru un bien long détour pour pratiquement revenir à la case départ. Partant d'un CHUM sur trois sites, on était passé à un CHUM de 925 lits sur un site unique localisé au 6000, rue Saint-Denis. Pour réduire une première fois la facture, la SICHUM avait consenti à diminuer la dimension de l'hôpital de 925 à 853 lits. La proposition du CHUM déposée en 2003, pour satisfaire à certains des paramètres mis de l'avant par le ministère de la Santé, portait la taille de cet hôpital à 700 lits, tout en sauvegardant le principe du site unique. Ces modifications successives avaient toutes été très mal reçues par les médecins et professionnels du CHUM et par la faculté de médecine de l'Université de Montréal, qui voyaient les conséquences énormes de ces remises en cause sur la cohérence du plan directeur élaboré.

Chaque remise en cause impliquait une nouvelle configuration de l'offre de services hospitaliers du CHUM, une réduction de sa capacité de formation de l'ensemble des professionnels de la santé et une atténuation du potentiel de recherche dans ce nouveau milieu. Or, les modifications étaient exigées à un rythme tel qu'on se limitait toujours à la partie la plus facile de l'opération, à savoir la brique et le béton. De combien fallait-il réduire le nombre de lits, de bureaux, de salles d'enseignement, de laboratoires de recherche pour pouvoir rentrer dans les nouvelles balises fournies? Le temps et les ressources n'étaient jamais suffisants pour refaire la cohérence du projet. Tant et si bien que tous ceux qui auraient à travailler dans ce nouvel hôpital doutaient de plus en plus du sérieux de l'opération, malgré la remarquable qualité du plan directeur initial à l'élaboration duquel ils avaient travaillé. En prime, la situation souhaitée par la commission, sur le plan tant de la taille que du site, remettait à l'avant-scène la délicate question de l'unicité du site du nouvel hôpital universitaire, tout en impliquant une redéfinition du rôle dévolu à une constituante du CHUM, l'hôpital Notre-Dame. Tout cela n'annonçait rien de bien positif et facile quant au futur contexte d'opération du nouvel hôpital universitaire tel que dessiné par la commission, qui serait sis au 1000, rue Saint-Denis.

Les médecins, chercheurs et professionnels du CHUM, de même que la direction de la faculté de médecine reçurent donc très négativement les recommandations du rapport portant sur le site et la dimension de l'hôpital. Ils n'étaient guère plus contents de la répartition des activités entre le nouvel hôpital universitaire et l'hôpital complémentaire. C'était vraiment pour eux la cerise sur le gâteau. Il restait vraiment bien peu du concept d'hôpital mis de l'avant par le plan directeur, qui les avait fait rêver pour une première fois durant cette longue saga et qui était pleinement en phase avec les tendances les plus récentes dans ce domaine. Au contraire, on proposait un hôpital tout en hauteur, construit sur un terrain extrêmement restreint en plein centre-ville de Montréal, et sans plan directeur adapté à pareil site. Les remarques qu'ils avaient formulées sur l'urgente nécessité de mettre une fois pour toutes un terme au problème des rapports difficiles entre les constituantes parallèles du CHUM, remarques découlant de leur expérience de quelque sept années, n'avaient pas été vraiment prises en compte par la commission. Ils étaient donc déçus, découragés et frustrés d'avoir perdu autant de temps sur un projet extrêmement mobilisateur, mais rejeté par la commission. La direction du CHUM, celle de l'Université de Montréal et le conseil d'administration du CHUM ont clairement perçu ces réactions et le danger d'une démobilisation générale.

Réactions communes du CHUM et de l'Université

Les directions du CHUM, de l'Université de Montréal et de la faculté de médecine se rencontrèrent très rapidement après la sortie du rapport pour discuter des suites qu'elles pourraient conjointement donner à ce dernier. Elles ont d'abord convenu que le 1000 Saint-Denis n'était le choix d'aucune d'entre elles. Il fallait donc tenter d'influencer le ministre de la Santé, qui, en dernière analyse, serait celui qui prendrait la décision. À ce stade, le choix tant de la direction de l'Université que de celle du CHUM demeurait le 6000 Saint-Denis. Aucun propos échangé à ce moment-là entre les deux directions n'aurait pu laisser croire à l'Université que le CHUM avait opté ou s'apprêtait à opter en faveur d'une proposition relative au 1000 Saint-Denis, proposition réaménagée en fonction d'une rénovation des bâtiments existants. Quant au site Outremont, s'il paraissait éventuellement intéressant comme solution de repli pour éviter le choix de Saint-Luc, il n'était pas sans soulever de craintes au sein de la direction du CHUM. Au centre des préoccupations figuraient les délais, qui, d'après la direction, auraient pu résulter d'un changement de site. Le projet Outremont, tout comme le 1000 Saint-Denis d'ailleurs, en était de plus uniquement à la phase des études, et aucune entente définitive et formelle avec le CP, propriétaire de la gare de triage, n'était alors conclue.

Il fut donc décidé de ne pas réagir trop négativement au rapport et de préparer plutôt une lettre pour le sous-ministre de la Santé, avec copie au ministre. Cette lettre soulèverait un ensemble de questions, autant sur le site du 1000 Saint-Denis que sur celui du 6000 Saint-Denis. Aux dires des cosignataires, des réponses à ces interrogations devraient être données avant qu'une décision finale sur le site et la taille de l'hôpital ne soit prise.

La lettre fut donc préparée par l'Université de Montréal, avec la collaboration active du CHUM, et envoyée au ministre de la Santé et à son sous-ministre le 17 mai 2004. Le contenu de ce document est d'autant plus important qu'il pose toutes les questions qui n'ont pas trouvé réponse à même les travaux de la commission Mulroney-Johnson :

> Depuis le tout début de la démarche qui a conduit au projet de création du futur CHUM, trois objectifs majeurs ont guidé les choix de l'Université de Montréal et du CHUM. Compte tenu de l'ampleur des responsabilités de formation et de recherche du CHUM et de l'Université de Mont-

réal, lesquels constituent le premier pôle du Québec dans le domaine des sciences de la santé, toute décision, quelle qu'elle soit, devra nous permettre de réaliser ces objectifs :

— Le futur CHUM doit assurer une optimisation de la qualité des soins offerts aux patients et du soutien offert à leur famille.

— Le futur CHUM doit offrir aux futurs professionnels de la santé des milieux de formation et de recherche d'une qualité comparable à ce qui se fait en Amérique du Nord.

— Le scénario retenu devra assurer le développement de la formation, de la recherche et du biomédical santé dans un horizon de vingt-cinq à quarante années.

Puisque le site souhaité conjointement par le CHUM et l'Université de Montréal n'a pas été retenu par la commission, plusieurs questions doivent être soulevées afin de s'assurer que les trois objectifs ci-haut énumérés puissent être atteints adéquatement.

PROJET CHUM 1000 SAINT-DENIS

1) *Fonctionnalité*

Sur la base des objectifs précédents, le CHUM et l'Université de Montréal ont travaillé à l'élaboration d'un concept d'hôpital qui réponde aux exigences liées aux soins, à l'enseignement et à la recherche, à l'évaluation des technologies ainsi qu'au mieux-être des patients et de leur famille. Pour répondre à ces exigences, un modèle de fonctionnalité a été élaboré qui a requis dix-huit mois de travail auprès de toutes les personnes concernées (médecins, chercheurs, professeurs, représentants des patients, etc.).

Quelle est l'adéquation entre le modèle de fonctionnalité convenu par l'équipe du CHUM et la proposition d'aménagement du site au 1000 Saint-Denis?

Comment assure-t-on la continuité des relations fonctionnelles dans les étages inférieurs, considérant le fait que le site se compose de trois ou quatre îlots distincts bordés de rues publiques?

2) Possibilité d'expansion

Les enjeux de recherche et de formation prescrivent que le site retenu assure des possibilités d'expansions futures. Le quartier environnant doit également être en mesure d'accueillir des entreprises de biotechnologie pour lesquelles la proximité d'un CHU constitue un avantage stratégique majeur.

Comment, à partir d'une superficie près de quatre fois plus petite et d'une forte densité des bâtiments, peut-on assurer de véritables possibilités d'expansion et de développement? Quels seraient les coûts prévisibles liés à une éventuelle expansion verticale et l'impact de cette construction sur les opérations et sur la qualité des soins dispensés dans les bâtiments existants maintenus en opération?

Les terrains contigus permettent-ils à des entreprises de biotechnologie de s'établir à proximité du CHU dans des conditions concurrentielles?

3) Échéancier de réalisation

Sur la base des études déposées, le 1000 Saint-Denis implique un échéancier prolongé de 24 à 36 mois selon les secteurs par rapport au 6000 Saint-Denis (dû au phasage des travaux et à la complexité accrue de la construction en milieu urbain). À ce délai on doit ajouter en amont un délai supplémentaire pour réaliser un plan fonctionnel et technique adapté au 1000 Saint-Denis.

Les nouveaux délais permettent-ils de respecter l'objectif du gouvernement du Québec d'assurer une symétrie dans le développement du CHUM et du CUSM ?

Quelles sont les implications de ces délais pour le CHUM et pour l'Université de Montréal au regard des diverses composantes de leurs missions respectives ?

4)   Risques et mode de réalisation

Compte tenu de la nécessité absolue de respecter les balises budgétaires fixées par Québec et compte tenu de la nécessité d'assurer le respect des échéanciers, une évaluation serrée des risques de réalisation est essentielle.

Comment évaluer, de manière comparative, la gestion du risque de réalisation de chaque site quant aux éléments suivants :

— phasage des travaux ;

— maintien des opérations de soins, de formation et de recherche ;

— approche pavillonnaire versus construction haute densité ;

— impact sur le tissu urbain pendant les travaux : services publics, liens souterrains et aériens, excavation blindée, etc.

Les critères d'évaluation de sécurité de ce site prennent-ils en compte les nouveaux risques liés à la montée du terrorisme et à la vulnérabilité potentielle des infrastructures liée à leur emplacement ?

5) *Coûts*

L'évaluation des coûts et le contrôle de ceux-ci en cours de réalisation sont essentiels pour assurer la bonne marche du projet et sa crédibilité auprès de la population.

Peut-on obtenir sur une base comparable (700 lits) le différentiel des coûts totaux de construction entre le 1000 Saint-Denis et le 6000 Saint-Denis?

Les études de coûts déposées pour le site 1000 prennent-elles correctement en compte les travaux de connexions souterraines et aériennes requises selon le rapport Daoust Lestage?

Quelle est l'évaluation des coûts liés au contexte de réalisation des travaux au 1000 Saint-Denis (milieu densément peuplé, limites de stationnement, durée fort longue des travaux, etc.)?

Les coûts de transition rendus nécessaires pour le maintien des activités à l'hôpital Saint-Luc durant toute la durée des travaux ont-ils été pris en compte et, le cas échéant, selon quel modèle de calcul?

Les estimations pour la réalisation du site Saint-Luc incluent-elles les coûts d'infrastructure requis pour permettre une expansion verticale future?

PROJET CHUM 6000 SAINT-DENIS

Réflexions et commentaires

Comme le site 6000 Saint-Denis demeure le site de premier choix du CHUM et de l'UdeM, il importe que la mise en cause de ce site soit réexaminée à la lumière des études antérieures et des nouvelles études requises portant sur l'ensemble des paramètres pertinents.

Les coûts du terrain, tels qu'évalués par la commission, peuvent-ils être revus à la baisse en engageant de nouvelles négociations avec certains des propriétaires ?

Les critères d'évaluation de sécurité du site prennent-ils en compte la maîtrise adéquate d'un risque identifié dans le contexte d'une plus grande expertise maintenant accessible pour la gestion des risques ?

CONCLUSION

Dans le but de remplir pleinement leurs rôles pour servir adéquatement la société québécoise, le CHUM et l'Université de Montréal désirent s'assurer que le projet qui sera finalement retenu par le gouvernement du Québec répondra aux objectifs à la base du projet. Nous souhaitons que le ministère de la Santé et des Services sociaux reconnaisse l'impérative nécessité de voir à la réalisation des études qui permettront de répondre adéquatement aux différentes questions soulevées et par voie de conséquence l'exigence de leur consacrer le temps requis.

Pour bien s'assurer que le ministre de la Santé n'annoncerait pas une décision précipitée, rumeur qui circulait alors, le CHUM et l'Université de Montréal firent parvenir au ministre une autre lettre, le 31 mai, dans laquelle on lisait ce qui suit :

Le 17 mai 2004, nous faisions parvenir au sous-ministre Juan Roberto Iglesias un document soulevant une série de questions sur les sites 1000 Saint-Denis et 6000 Saint-Denis, de même que sur les modalités d'implantation sur l'un ou l'autre site. D'un commun accord le MSSS, le CHUM et l'Université de Montréal réalisent qu'il nous faudra un délai supplémentaire de quatre à six mois, à compter d'aujourd'hui, pour répondre adéquatement à l'ensemble des questions posées et prendre une décision avec le maximum d'informations pertinentes.

Réactions des médias

Les réactions des médias au rapport de la commission Mulroney-Johnson furent, dans l'ensemble, plutôt positives et peu critiques quant au contenu. On soulignait que les deux anciens premiers ministres avaient sonné la fin de la récréation et rappelé au gouvernement la nécessité de respecter un cadre financier précis. On ne se demandait pas, toutefois, comment la commission avait pu, en si peu de temps, remettre complètement en cause la crédibilité des études réalisées par la SICHUM sur les sites, rejeter le 6000 Saint-Denis et recommander le 1000 Saint-Denis. En somme, à quelques exceptions près, on avalisait les recommandations de la commission. L'analyse la plus lucide du rapport fut faite par Jean-Robert Sansfaçon, éditorialiste au *Devoir,* le 19 avril 2004, trois jours après la sortie du rapport. Les quelques extraits cités ci-après correspondent bien à ce que pensaient les directions du CHUM et de l'Université de Montréal.

Ils ont fait ce qu'ils pouvaient dans le respect des paramètres et des limites fixés par le gouvernement, mais, pour dire les choses telles qu'elles sont, la proposition présentée par MM. Brian Mulroney et Daniel Johnson, coprésidents de la commission d'analyse des projets d'hôpitaux universitaires à Montréal, nous ramène à la case départ en ce qui concerne le centre universitaire francophone, qui devra se contenter d'un concept du passé.

Par ailleurs, en privilégiant Saint-Luc et Notre-Dame à un site unique, angle Saint-Denis et Rosemont, la commission rejette du même coup l'idée d'une construction étendue dans l'espace, conçue pour les soins ambulatoires, au profit d'un immeuble en hauteur répondant aux besoins de l'époque où l'hôpital était un hôtel de plusieurs centaines de chambres réparties dans les étages.

Pour défendre ce choix, les deux commissaires avancent des facteurs externes aux soins de santé (présence d'une ligne ferroviaire à proximité, contamination et coût des terrains, difficulté d'accès en voiture, etc.). Pourtant, la différence de coûts n'est que de 90 millions entre les deux projets. Et que dire des inconvénients que subiront les patients et le personnel au cours des longues années de rénovation ou de reconstruction ?

Parmi les très nombreuses questions qui restent sans réponse après la lecture du rapport Mulroney-Johnson, limitons-nous à deux pour aujourd'hui : d'abord, lequel, du CUSM et du CHUM, aura désormais le plus de chances de devenir le choix numéro un des spécialistes pour poursuivre une carrière de chercheur, d'enseignant et de praticien ? Et n'est-il pas pour le moins décevant de constater que le Québec, qui s'apprête à dépenser deux milliards et demi pour moderniser ses équipements de santé ultraspécialisés, ne soit toujours pas capable d'offrir à sa majorité francophone un centre à la hauteur de ses besoins et de ses aspirations?

La suite des événements au printemps 2004

Le dossier du CHUM occupa une large partie du temps de Robert Lacroix durant les mois de mai et de juin. Il voulut en effet s'assurer de la justesse de la position de l'Université quant au site du 1000 Saint-Denis. Par ailleurs, un nouveau projet auquel travaillait le personnel de planification du nouveau CHUM depuis au moins mars 2004 avec, pensons-nous, la complicité du ministère de la Santé, faisait maintenant surface au conseil d'administration du CHUM, à la mi-juin 2004. Il se confirma alors qu'une version de ce même projet avait, comme nous l'avons souligné, été envoyée à la commission dès le début d'avril 2004, sans que le conseil d'administration en ait été informé. À la mi-juin 2004, le conseil d'administration prenait donc connaissance d'une version plus poussée, en ce qui a trait au 1000 Saint-Denis, du « Scénario 1 + 2B » dont nous avons déjà fait état au chapitre précédent. On se souviendra que ce scénario envisageait entièrement sur le site du 1000 Saint-Denis la réalisation d'un hôpital de 700 lits en deux phases. La première serait constituée de constructions neuves, et la deuxième essentiellement de bâtiments existants rénovés pour un nombre non négligeable de chambres. Le jumelage d'une première phase constituée de bâtiments neufs et d'une deuxième centrée sur la rénovation permettait, semble-t-il, d'atteindre les 700 lits en respectant les contraintes financières imposées par le ministère.

Robert Lacroix décida pour sa part de consulter, de manière tout à fait privée, un groupe d'experts qui avaient, à différents titres, été impliqués à un moment ou à un autre dans la saga du CHUM et étaient donc familiers avec ce dossier. Ce groupe d'experts était composé de sept personnes exerçant diverses professions reliées à l'univers de la conception et de la construction de grands projets immobiliers (architecte, ingénieur, urbaniste, constructeur et spécialiste de l'immobilier). À la première rencontre, il leur expliqua que l'enjeu était de taille pour l'Université de Montréal et qu'il voulait s'assurer que son opinion sur le 1000 Saint-Denis était fondée. Compte tenu de leur expertise reconnue et de leur bonne connaissance du dossier, il leur demanda s'ils acceptaient de présenter à la direction de l'Université leur évaluation des divers aspects du site du 1000 Saint-Denis. Voyant l'importance de l'enjeu pour l'Université de Montréal et pour le CHUM, ils acceptèrent, mais à la condition que leurs identités ne soient pas rendues publiques.

Notons la situation dans laquelle se trouvent les experts de firmes travaillant au Québec sur des projets publics : ils ne peuvent intervenir dans un débat public sur un projet particulier puisque leur entreprise peut se retrouver soumissionnaire pour ce même projet quelques mois plus tard. Il est donc compréhensible qu'ils laissent à d'autres les discussions relatives à l'opportunité et à la qualité d'un projet particulier. Leur rôle à eux est de réaliser le projet sous les ordres de décideurs qui, en principe, se doivent d'avoir toutes les informations en main. C'est d'ailleurs pourquoi, à la suite du rapport Mulroney-Johnson, qui remettait fortement en cause les conclusions d'études antérieures réalisées par des entreprises de grande réputation, aucun expert de ces dernières ne prit publiquement la parole pour expliquer et défendre son point de vue.

Quelques semaines après cette première rencontre, le groupe d'experts présenta à la direction de l'Université son opinion sur les divers aspects du projet 1000 Saint-Denis et sur le site lui-même. Cette présentation non seulement confirma les doutes de l'Université et les résultats des études antérieures sur ce site, mais révéla une situation potentiellement pire que celle imaginée. Le 1000 Saint-Denis ne permettrait vraiment pas au CHUM et à l'Université de Montréal d'atteindre leurs objectifs, et les coûts seraient probablement plus élevés que ceux qui auraient été encourus pour la réalisation d'un projet de qualité nettement supérieure au 6000 Saint-Denis.

Ces informations parurent à Robert Lacroix d'une importance telle qu'il crut nécessaire d'en informer le ministre de la Santé. Il demanda donc au groupe s'il acceptait de faire la même présentation au ministre. La réponse étant positive, il sollicita un rendez-vous avec le ministre pour lui faire un résumé de cette présentation et lui offrir une rencontre avec ce groupe d'experts au cours de laquelle il pourrait poser toutes les questions qu'il jugerait pertinentes et se faire ainsi sa propre opinion.

Robert Lacroix rencontra donc le ministre Couillard le 21 mai 2004 pour lui réitérer son opposition au 1000 Saint-Denis, lui résumer les grandes lignes de la présentation du groupe d'experts et lui suggérer de rencontrer ce groupe avant d'aller plus loin dans ce dossier. Le ministre écouta poliment et répondit que son agenda était extrêmement chargé et qu'il faisait pleinement confiance en la matière à son sous-ministre. Déçu par cette réponse, Robert Lacroix prit tout de même rendez-vous avec le sous-ministre Roberto Iglesias, qui accepta de rencontrer le groupe d'experts. Il était accompagné de son sous-ministre adjoint, Pierre Malouin, lors de la rencontre qui eut lieu le 4 juin 2004. Les experts firent leur présentation, les sous-ministres posèrent quelques questions, et aucune suite ne fut donnée à cette rencontre. L'Université comprit alors que le choix du 1000 Saint-Denis était pratiquement définitif.

Tout au long de cette même période, le ministère de la Santé ne resta pas les bras croisés, bien au contraire. Il prit entre autres l'initiative d'organiser une visite de l'hôpital universitaire Northwestern Memorial de Chicago, visite à laquelle il souhaitait associer les responsables du dossier au CHUM et à l'Université de Montréal. Pilotée par le Dr Michel Bureau, alors directeur des Affaires médicales et universitaires au ministère, et à ce titre très impliqué dans le dossier du CHUM, la visite eut finalement lieu le 4 juin 2004, le même jour que la rencontre de Robert Lacroix et son groupe d'experts avec les sous-ministres. Le Northwestern Memorial Hospital est né de la fusion de deux établissements hospitaliers (Passavant Memorial et Chicago Wesley Memorial Hospital) au long passé et utilisés par la Northwestern University pour ses missions d'enseignement et de recherche en médecine. Un long processus de planification a mené au regroupement, sur un même site, de ces deux établissements au cours des années 1990.

Mais pourquoi visiter particulièrement le Northwestern Memorial Hospital ? Son histoire institutionnelle s'apparente à celle du CHUM, mais plus fondamentalement, il s'agit d'un hôpital universitaire dont la construction fut achevée à la toute fin des années 1990 selon le concept architectural d'un édifice en hauteur. Il est constitué, en effet, de deux tours de dix-sept et vingt-deux étages respectivement, situées dans un milieu urbain densément peuplé. La visite avait été habilement planifiée pour bien mettre en relief le potentiel que peut offrir un hôpital de ce type érigé selon un concept vertical. Une attention particulière fut donc donné — avec invitation pressante, pour les visiteurs liés tant à l'Université qu'au CHUM, à bien les noter — aux diverses trouvailles technologiques et de gestion de la mobilité des personnels pour limiter les contraintes dues à la hauteur des bâtiments. L'approche pavillonnaire ne devait donc pas nécessairement être retenue pour ériger un nouvel hôpital universitaire de qualité. L'exception pouvait ainsi devenir la règle.

Des détails importants du dispositif du Northwestern Memorial Hospital devaient davantage retenir l'attention de membres non gouvernementaux de la délégation venue pour le visiter. D'abord, le bâtiment abritant l'hôpital en question est construit sur un terrain appartenant à l'université Northwestern de Chicago. Le site du campus est aussi occupé par d'importants effectifs et bâtiments de la faculté de médecine de cette université. En fait, le Northwestern Memorial Hospital est directement entouré de nombreux édifices de la Feinberg School of Medicine de la Northwestern University. Certains de ces édifices sont d'ailleurs reliés, par une passerelle couverte, à l'hôpital situé de l'autre côté de la rue. Les bâtiments adjacents de la Feinberg School of Medicine abritent des départements facultaires, des classes et salles de séminaire, des bureaux de professeurs membres du corps médical de l'hôpital et d'importants centres de recherche plutôt fondamentale. Le Northwestern Memorial

Hospital n'abrite dans ses propres pavillons qu'un seul centre de recherche clinique, de taille relativement modeste. Et depuis peu, une autre composante de cet hôpital, le Prentice Women's Hospital, est venue se joindre, toujours sur le campus de la Northwestern University, aux pavillons existants.

Le Northwestern Memorial Hospital et la Feinberg School of Medicine sont donc étroitement intégrés sur un même campus universitaire. Pareille unification, sur le plan de l'enseignement et sur le plan spatial, facilite l'atteinte des objectifs et des missions de ces deux composantes et permet des économies d'échelle et une meilleure synergie tant pour le Northwestern Memorial Hospital que pour la Feinberg School of Medicine. De ce point de vue, ces deux instances, les patients qu'elles accueillent et le personnel médical et scientifique qui y travaille profitent bel et bien d'un concept d'avant-garde d'hôpital universitaire. Nous l'avons dit, c'est un concept des plus adaptés aux exigences de la médecine du XXIe siècle en ce qui a trait à la formation, à la recherche et à sa mise en valeur, ainsi qu'à la dispense de soins médicaux spécialisés. En somme, si on s'était résigné à construire en hauteur malgré d'énormes inconvénients, c'était pour maintenir l'hôpital au milieu du campus universitaire. Ce n'était vraiment pas le cas pour le 1000 Saint-Denis, mais cela serait possible au site Outremont.

La journée passée au Northwestern Memorial Hospital devait permettre quelques échanges non officiels mais néanmoins stratégiques quant au développement en cours du dossier du CHUM. En effet, étaient encore bien présentes à l'esprit des participants les suites du dépôt du rapport Mulroney-Johnson et les vives réactions et déceptions qu'il avait provoquées auprès du personnel médical du CHUM, de l'Université de Montréal et de membres de sa direction. Au moment même où se tenait à Montréal une rencontre entre des sous-ministres de la Santé et la direction de l'Université de Montréal, accompagnée des experts qui avaient procédé à une analyse détaillée des caractéristiques du site du 1000 Saint-Denis, à Chicago le Dr Bureau cherchait à faire passer un message. C'est ainsi que Louis Maheu eut, sûrement à titre de représentant de la direction de l'Université au sein des instances du CHUM, le privilège de recevoir de ce haut fonctionnaire un message des plus courts, mais qui se voulait en même temps des plus clairs.

Le Dr Bureau tenait à lui signaler sans détour que le ministre, son patron, pensait que Robert Lacroix, le recteur de l'Université, cherchait à empiéter sur le pouvoir décisionnel du ministère de la Santé. Mais l'essentiel du message, dont Louis Maheu comprenait clairement qu'il ne devait surtout pas le garder pour lui, était d'une autre nature : l'Université de Montréal devait savoir non seulement que cette tentative était vouée à l'échec, mais encore que jamais ce ministre ne laisserait tomber le personnel de son propre ministère. Et nul besoin d'être devin pour comprendre ce qu'était précisément la position de ce ministère quant à la localisation du futur CHUM.

Dans cette phase des événements, le ministère de la Santé jouait un rôle des plus directs et actifs — un rôle qui avait tendance à marginaliser les responsabilités et le pouvoir de la direction de l'Université de Montréal, mais aussi de celle du CHUM et de son conseil d'administration. La preuve en est que, avant même que le ministre en titre n'annonce un choix définitif quant au site de ce nouvel établissement, le Dr Bureau organisait une visite d'un hôpital universitaire dit exemplaire de par son concept d'hôpital construit en hauteur et situé dans un espace urbain densément peuplé. Dans cette même période, le ministère dictait qui plus est dans quelles voies et sur quelles bases des études supplémentaires devaient être menées pour finaliser le choix du 1000 Saint-Denis.

Il existe d'autres exemples d'une telle pratique interventionniste tout au long du processus de mise en place du nouvel hôpital universitaire. C'est d'ailleurs là un trait essentiel de ce processus, sur lequel nous reviendrons. On peut en tout cas se demander si le même ministère aurait eu l'audace de jouer un rôle similaire dans le processus décisionnel qui a mené à choisir le site du Centre universitaire de santé McGill.

Mais revenons à la trame des événements qui ont suivi le dépôt du rapport Mulroney-Johnson. Robert Lacroix reçut, au printemps 2004, un appel de Paul Desmarais père, qui avait entendu parler de son opposition au rapport et au site du 1000 Saint-Denis. Ses contacts avec Paul Desmarais avaient été fréquents dans les années antérieures puisque ce dernier avait accepté d'assumer la présidence d'honneur de la grande campagne de levée de fonds de l'Université de Montréal. Durant cette période, ils avaient donc pu mieux se connaître et développer une grande amitié. Paul Desmarais confia au recteur qu'il ne comprenait pas son opposition au site de l'hôpital Saint-Luc, un hôpital où lui-même avait toujours été bien traité. Il trouvait aussi qu'il faisait fausse route en tentant de s'opposer aux recommandations d'une commission coprésidée par deux anciens premiers ministres jouissant de la pleine confiance du premier ministre actuel du Québec.

Tout en comprenant sa réaction, Robert Lacroix n'en précisa pas moins qu'il détenait des informations sur le 1000 Saint-Denis qui légitimaient la position de l'Université et que, si le 6000 Saint-Denis n'était pas récupérable pour diverses raisons, l'Université avait une solution alternative d'un grand intérêt. Paul Desmarais accepta donc de rencontrer le groupe d'experts et d'entendre la même présentation que celle qui avait été faite au ministère de la Santé. On lui présenta aussi le projet Outremont avec une visite du site. Il comprit alors l'opposition de l'Université au 1000 Saint-Denis et fut littéralement emballé par le projet de technopole de la santé et du savoir pouvant être implantée sur le site Outremont. Comme on le verra au chapitre suivant, Paul Desmarais devint alors un allié discret mais efficace.

23 juin 2004, conférence de presse du ministre Couillard

À la surprise générale, et bien qu'aucune réponse n'ait été apportée aux questions posées conjointement par le CHUM et l'Université, le ministre de la Santé confirma, dans une conférence de presse donnée le 23 juin 2004, sa décision d'entériner la recommandation du rapport Mulroney-Johnson relative au 1000 Saint-Denis. Certains passages de cette conférence de presse, surtout ceux de la déclaration liminaire du ministre, sont particulièrement éloquents quant à son attitude et à sa prise de position.

D'abord, bien loin de prendre au sérieux les questions soulevées par le CHUM et l'Université quant aux divers sites envisagés, le ministre déplore ouvertement que les raisons militant pour le rejet du 6000 Saint-Denis « n'aient pas été analysées plus à fond au cours des dernières années ». Cela laisse entendre que tous les professionnels qui avaient analysé les caractéristiques du 6000 Saint-Denis, site retenu par le gouvernement précédent, avaient fait un travail d'amateurs et que leurs rapports et conclusions ne tenaient pas la route. Et le ministre de montrer du doigt des raisons précises militant pour le rejet du 6000 Saint-Denis, raisons pour la plupart formulées par la commission, comme nous le savons : l'impact du projet sur la trame urbaine, un accès assez difficile et des inquiétudes quant à la sécurité du site, la fameuse voie ferrée. Nous avons déjà démontré dans le chapitre précédent combien étaient fragiles ces analyses de la commission Mulroney-Johnson.

Le ministre identifie ensuite une autre raison du rejet du 6000 Saint-Denis : le dépassement des coûts constaté par la commission et des contraintes liées à l'organisation des soins hospitaliers à Montréal feraient en sorte que la construction d'un hôpital de 700 lits ne serait possible qu'au 1000 Saint-Denis. Localisé ailleurs, un hôpital de 700 lits retirerait selon lui du centre-ville des lits dits de proximité ou de communauté dont celui-ci a besoin. Rappelons que l'analyse comparative des coûts réalisée par la commission est tout aussi fragile que son analyse plus globale des autres caractéristiques de ce site. Sans oublier que la commission omettait de compter dans les coûts totaux du 1000 Saint-Denis ceux, considérables, de la transition liée à l'implantation éventuelle d'un nouvel établissement sur ce site déjà occupé par un imposant centre hospitalier devant demeurer opérationnel. Nous aurons l'occasion de revenir à la question de l'organisation des soins hospitaliers pour Montréal et de son incidence sur la distribution spatiale des lits en délivrant les résultats d'études qui ne sont pas compatibles avec les dires du ministre.

Mais revenons aux propos que le ministre a tenus lors de sa déclaration liminaire du 23 juin 2004 :

> Nous nous rabattons donc, maintenant, dans la continuité, mais avec modifications de ce que recommandait la commission, sur le site du 1000 Saint-Denis, qui est le site actuellement occupé par l'hôpital Saint-Luc. Il faut savoir qu'au moment où le rapport de la commission était déposé, il y avait en cheminement, au CHUM, un projet qu'on pourrait appeler de [*sic*] « Saint-Luc bis » ou « Saint-Luc amélioré », qui consistait à obtenir 700 lits au même titre, de la façon suivante : en rénovant 200 lits sur le site de l'hôpital Saint-Luc, et en les mettant aux normes des années 2000, et en construisant 500 lits neufs sur le même périmètre, avec un centre de recherche dans le même projet. Lorsque nous avons pris connaissance de l'existence de ce projet, lors du rapport de la commission, nous avons immédiatement entrepris des études préliminaires de faisabilité. Ces études sont encourageantes. Elles doivent, cependant, être poursuivies au cours des prochains mois et elles le seront. Mais elles sont assez encourageantes pour dire qu'on peut fortement tabler sur ce site-là et, dès maintenant, donner l'autorisation de poursuivre les travaux dans cette direction. Et c'est le projet qui est retenu actuellement.

Ces propos illustrent bien l'impact du document supplémentaire envoyé par le comité de planification du CHUM à la commission le 7 avril 2004, donc avant le dépôt par cette dernière de son rapport le 16 avril suivant. Il est à noter toutefois que le rapport de la commission ne mentionne aucunement ni l'hypothèse du « Scénario 1 + 2B » quant au site du 1000 Saint-Denis ni le fait que le document apportant, à même ce scénario, des modifications importantes à la proposition du CHUM de décembre 2003 a été reçu par la commission. Bref, le ministre, à l'époque du dépôt de ce rapport, avait déjà été mis au courant de cette hypothèse de travail, qu'il a endossée immédiatement et sans aucune réserve. Et son ministère, sans doute, a fait le nécessaire pour que la position du ministre soit clairement communiquée à qui de droit. Le jour même de sa conférence de presse, le 23 juin 2004, le ministre écrivait au président du conseil d'administration du CHUM pour lui dire officiellement ce qu'il avait déjà déclaré publiquement :

> Le ministère de la Santé et des Services sociaux, sur la base d'échanges récents avec les autorités du CHUM, reçoit positivement une proposition alternative à celle soumise à la commission. Cette proposition serait à l'effet d'envisager un site unique de 700 lits dont 500 ou moins seraient situés dans une construction neuve et 200 dans les édifices actuels de l'hôpital Saint-Luc. Le coût de ce projet est en cours d'évaluation par le CHUM. Je comprends que ce scénario, ou tout autre scénario qui pourrait m'être soumis par le CHUM ou par le CHUM et ses partenaires, respectera les conditions fixées par le gouvernement en juillet 2003 et reflétées par la commission dans ses recommandations.

Notons que la seule proposition officielle dûment adoptée et votée par les instances du CHUM et de l'Université puis envoyée au ministre est celle de décembre 2003 recommandant, sans aucune réserve, le 6000 Saint-Denis. Le ministère prétend donc avoir reçu au cours du printemps 2004, en bonne et due forme, une proposition alternative émanant du CHUM. À notre connaissance, le conseil d'administration du CHUM, en date du mois de juin 2004, n'avait jamais été appelé à adopter à des fins de transmission au ministère quelque recommandation alternative que ce soit relativement au site du nouvel hôpital universitaire.

Mentionnons que la direction de l'Université de Montréal a montré beaucoup de scepticisme, dès ce moment puis dans les débats qui ont suivi, à l'égard du bien-fondé des estimations montrant qu'un projet construction-rénovation coûtait moins cher qu'une construction équivalente complètement neuve. Et elle n'était pas la seule, loin de là, à émettre pareilles observations. Plusieurs spécialistes de la construction de grands projets partageaient exactement le même avis. Ironie de l'histoire, d'ailleurs, les autorités du CHUM et du ministère de la Santé confirmeront, en fin d'année 2008, que la rénovation n'est plus à l'ordre du jour dans le projet sur le site de Saint-Luc, parce que trop coûteuse. Les faits relatés ci-dessus illustrent particulièrement bien l'interventionnisme lourd du ministère de la Santé dans le dossier du CHUM et la marginalisation, par le fait même, des pouvoirs et responsabilités décisionnels non seulement de l'Université de Montréal, mais aussi des instances du CHUM.

Un autre élément de la déclaration liminaire du ministre, à sa conférence de presse du 23 juin 2004, mérite d'être relevé. Il s'agit de la toute petite ouverture quant à la possibilité que le CHUM et ses partenaires puissent obtenir, par demande écrite du seul maître d'œuvre du projet, le CHUM lui-même, qu'un autre site soit étudié. Si le CHUM devait aller dans cette direction, il se devait de savoir — message s'adressant surtout à l'Université de Montréal — que le nouveau site proposé aurait à répondre aux mêmes critères en termes de nombre de lits, d'organisation clinique et de budgets. Et ceci étant dit, le ministre a fait part, à au moins quatre autres reprises dans la même conférence de presse, de sa conviction profonde que seul le site du 1000 Saint-Denis pouvait accueillir un nouvel hôpital de 700 lits tout en respectant l'ensemble des balises données par le gouvernement du Québec.

Le ministre avait donc pris sa décision avant d'avoir des réponses à l'ensemble des questions sérieuses que le CHUM et l'Université de Montréal avaient soulevées quant au choix du 1000 Saint-Denis et au rejet du 6000 Saint-Denis par la commission Mulroney-Johnson. Il était clair aussi que la présentation faite au sous-ministre par le groupe d'experts relativement aux difficultés soulevées par l'implantation de cet hôpital sur le site du 1000 Saint-Denis n'avait été qu'un coup d'épée dans l'eau. Quant à la lettre que le CHUM et l'Université de Montréal avaient fait parvenir au ministre le 31 mai 2004, trois semaines avant sa conférence de presse, elle est restée lettre morte.

Les réactions de l'Université de Montréal et du CHUM à cette annonce furent bien différentes. D'abord, la direction du CHUM refusa de faire un communiqué de presse conjoint avec l'Université de Montréal. Le communiqué souhaité par l'Université devait dénoncer l'attitude du ministre. Son choix définitif du 1000 Saint-Denis et son rejet tout aussi définitif du 6000 Saint-Denis étaient prononcés avant même que des études complémentaires soient amorcées pour répondre aux questions qui avaient été soulevées et que les autorités de son propre ministère semblaient trouver pertinentes.

L'Université de Montréal fit donc son propre communiqué de presse, le 28 juin 2004, dont les tout premiers paragraphes sont des plus explicites :

> L'Université de Montréal trouve prématurée l'annonce faite par le gouvernement du Québec le 23 juin dernier de retenir pour l'implantation du CHUM 2010 le site du 1000 Saint-Denis (hôpital Saint-Luc) et d'abandonner le site du 6000 Saint-Denis. Cette annonce est d'autant plus consternante qu'aussi bien le CHUM que l'Université de Montréal demandaient que la question soit examinée en profondeur avant une décision définitive.
>
> « Nous reconnaissons l'importance d'aller de l'avant dans ce dossier », remarque Robert Lacroix, recteur de l'Université de Montréal. « Toutefois, alors que nous préparons l'avenir de la formation et de la recherche en médecine pour le Québec, il est crucial de bien examiner toutes les avenues, ce qui n'a pas été fait encore. »

Le CHUM fit lui aussi son propre communiqué de presse, mais le contenu était fort différent de celui de l'Université de Montréal. En voici un extrait :

> La direction du Centre hospitalier de l'Université de Montréal (CHUM) se réjouit de l'annonce du gouvernement du Québec, faite par le biais du ministre de la Santé et des Services sociaux, le Dr Philippe Couillard, de lui permettre de réaliser son projet hospitalier universitaire sur un seul site de 700 lits. Le site du 1000 Saint-Denis est celui sur lequel

les travaux se poursuivent afin d'en établir la faisabilité à l'intérieur des paramètres déterminés par le gouvernement du Québec. D'ici la fin de ces travaux, le CHUM pourra, avec la collaboration de ses partenaires, examiner toute hypothèse qui raffermirait sa mission universitaire.

Le reste du communiqué ne faisait qu'insister sur la nécessité des 700 lits et du site unique pour réaliser adéquatement la mission universitaire du CHUM. Cette position excluait implicitement tout autre site que Saint-Luc et s'alignait sur l'affirmation du ministre selon laquelle seul ce site pouvait vraiment recevoir 700 lits.

Si la décision du ministre et du ministère favorisant le 1000 Saint-Denis était déjà arrêtée depuis un bon moment, comme tout porte à le croire, la manœuvre était de toute première qualité d'un point de vue stratégique. D'abord, on s'appuyait politiquement sur les recommandations de la commission Mulroney-Johnson. Puis, on sautait sur l'occasion offerte en avril 2004 par le comité de planification du CHUM, à l'insu à ce moment-là de son conseil d'administration et de l'Université de Montréal, d'avoir un projet de 700 lits sur un seul site en jumelant construction et rénovation, et ce, supposément à l'intérieur des balises budgétaires émises par le ministère. Enfin, on insistait sur le fait que l'on ne pouvait avoir, au risque de nuire à l'équilibre souhaitable de la répartition des lits pour le centre-ville, un hôpital de 700 lits sur aucun autre site unique que Saint-Luc. Dans pareil contexte, la direction du CHUM devait se rendre à l'évidence qu'elle avait elle-même contribué, finalement, à l'abandon ultime du 6000 Saint-Denis. Remarquons qu'aucune étude digne de ce nom ne venait soutenir l'affirmation selon laquelle l'organisation des soins hospitaliers à Montréal commandait de ne pas ériger d'hôpital de 700 lits ailleurs qu'au 1000 Saint-Denis.

La stratégie suivie avait par ailleurs pour conséquence de calmer temporairement la grogne au sein des troupes du CHUM en retenant le principe du site unique et un hôpital de 700 lits. Cela paraissait d'autant plus intéressant que le CUSM devrait, lui, se contenter d'un hôpital de 500 lits et travailler sur deux sites. On semblait ainsi donner un certain avantage au CHUM. Évidemment, jamais le CUSM, dont les projets mettaient de l'avant ses propres choix, n'a osé se plaindre de cet avantage supposé donné au CHUM.

Cette brève période du printemps 2004 eut des conséquences déterminantes sur les relations entre l'Université et le CHUM. Le 18 mai 2004, le président du conseil d'administration du CHUM écrivit aux membres du conseil pour faire en quelque sorte le point sur la situation. Il précisait le contexte de la lettre conjointe de l'Université et du CHUM adressée au ministre. Il faisait état, entre autres, des éléments suivants :

> Le vendredi 30 avril 2004, une réunion tripartite a regroupé les représentants du CHUM, ceux de l'Université de Montréal ainsi que le sous-ministre de la Santé et des Services sociaux et quelques-uns de ses collaborateurs immédiats. Nos représentations ont essentiellement porté sur l'indisponibilité d'une base de données suffisantes pour procéder à une évaluation comparative valide des sites d'implantation du CHUM 2010. Comme nous en avions débattu lors de notre séance du 27 avril, plusieurs aspects de l'hypothèse du 1000 Saint-Denis avaient été traités de manière assez superficielle, notamment en raison des courts délais dont

les professionnels avaient pu disposer. À titre de seul exemple, je rappelle que l'étude fonctionnelle qui doit démontrer l'adéquation des infrastructures à nos activités cliniques et universitaires était au simple stade de l'ébauche pour ce site alors qu'elle était complète et validée en ce qui concerne le site du 6000 Saint-Denis.

Nous avons acquis l'intime conviction que nos partenaires ministériels partagent en grande partie notre point de vue. Je crois, pour ma part, que personne ne veut s'engager dans un projet de l'envergure du nôtre s'il subsiste trop de véritables inconnues.

En revanche, il est clair que le gouvernement du Québec entend aller de l'avant et annoncer le plus rapidement possible le lancement des deux projets hospitalo-universitaires.

[…]

Entre les impératifs dictés par l'urgence et ceux que la prudence impose, nous avons convenu qu'il fallait réaliser des analyses supplémentaires afin de répondre à une série de questions relatives non seulement au site du 1000 Saint-Denis mais aussi à celui du 6000 Saint-Denis. Nous avons également convenu de faire le point sur ces études vers le début du mois de juin.

De concert avec l'Université de Montréal, nous avons identifié les questions qui nous semblent exiger des réponses aussi claires que possible. Ces questions ont été soumises à nos partenaires ministériels et, déjà, le directeur général a entrepris de voir au lancement des travaux requis. Ces questions sont factuelles et n'expriment aucun préjugé sur le résultat de l'analyse comparative des sites au regard de la position du conseil d'administration du CHUM quant aux caractéristiques du projet CHUM 2010.

Au même moment, et sans participation aucune de l'Université de Montréal, les choses allaient rondement du côté des personnels appelés, sous la gouverne du CHUM et de connivence avec le ministère, à planifier l'hypothèse de l'implantation du nouvel hôpital sur le site du 1000 Saint-Denis. Le scénario qui plaisait tant au ministre, prévoyant un jumelage de construction et de rénovation, était passé en grande vitesse aux études de faisabilité souhaitées par le ministère. Tant et si bien que la brèche, fort visible à compter de la fin juin 2004, entre les partenaires très solidaires qu'avaient été jusque-là le CHUM et l'Université trouvait ainsi racine dans des événements qui émaillaient ce dossier depuis des mois. Cela fissura un partenariat établi depuis de longues années (parfois très agitées), remontant en fait aux premiers pas de la SICHUM. L'existence simultanée des deux communiqués divergents étalait au grand jour le malaise marquant les rapports de ces partenaires de fait. Malheureusement, nous le verrons au chapitre suivant, cette brèche ne fit que s'élargir.

Quant à la petite ouverture que le ministre avait consentie en ce qui a trait à l'analyse d'un autre site, elle fut effectivement exploitée. À la suite d'une présentation du recteur de l'Université de Montréal au conseil d'administration relativement au site Outremont (que nous verrons plus en détail dans le chapitre suivant), le conseil décida, le 29 juin 2004, de demander l'autorisation au ministre de procéder à l'analyse d'un troisième site, distinct du 1000 et du 6000 Saint-Denis. Le 22 juillet 2004, le ministre confirma au directeur général du CHUM ce qui de fait avait déjà été évoqué publiquement :

[…] j'ai le plaisir d'autoriser le Centre hospitalier de l'Université de Montréal (CHUM) à procéder à l'analyse de faisabilité du scénario alternatif proposé par le CHUM à la demande de l'Université de Montréal pour la construction des nouvelles installations du CHUM sur le site d'un complexe intégré de sciences biomédicales localisé sur le terrain et celui avoisinant la cour de triage Outremont. Ce site constitue le seul scénario alternatif dont j'autorise l'analyse.

Ce scénario alternatif devra respecter le plan clinique retenu par le CHUM de concentrer sur un site unique l'ensemble des missions hospitalo-universitaires et de ses activités cliniques dans un centre hospitalier de 700 lits, les paramètres budgétaires indiqués par le gouvernement du Québec ainsi que les autres conditions fixées par le gouvernement en juillet 2003 et reflétées dans les recommandations de la Commission d'analyse des projets d'implantation du Centre hospitalier de l'Université de Montréal et du Centre universitaire de santé McGill.

Ainsi, ce scénario alternatif devra être développé de façon à permettre une analyse comparative basée sur des paramètres semblables au projet du 1000 Saint-Denis, dont notamment la localisation à proximité du projet CHUM de facultés de sciences de la santé. Enfin, l'examen de ce scénario alternatif devra suivre l'échéancier que je vous ai signifié le 23 juin dernier [la fin d'octobre 2004].

Pour la même échéance, la fin d'octobre 2004, à peine quelques mois donc après ses décisions déjà précipitées, le ministre attendait toutes les études de sites, tant celui du 1000 Saint-Denis que celui de la gare de triage Outremont. Il s'agissait d'une course insensée contre la montre pour un projet d'une telle envergure et d'une telle complexité — la suite des choses l'a amplement prouvé depuis lors. Mais ce sont ceux qui souffrirent, et souffrent encore, de ces décisions précipitées et mal avisées qui furent ultimement tenus responsables des problèmes qui en ont découlé.

Admirons cependant les prouesses stratégiques du ministre. Un mois plus tôt, il signale à au moins cinq reprises que, selon lui, on ne peut construire un nouvel hôpital de 700 lits que sur le site Saint-Luc. Il n'autorise pas moins la présentation d'un troisième site, lequel devrait recevoir 700 lits, tout en ayant déjà clamé haut et fort qu'il n'y croyait pas. On voit donc que le ministre Couillard se donnait d'avance un arsenal de munitions pour, le moment venu, hypothéquer aussi lourdement que possible l'acceptabilité, par le ministère mais aussi par le CHUM, d'un site alternatif au 1000 Saint-Denis.

Par ailleurs, pour la toute première fois, le ministre réclame que lui soient présentées des évaluations comparatives de sites jumelant l'hôpital universitaire et des facultés d'enseignement et de recherche des sciences de la santé. Ce détail est loin d'être anodin. En effet, le concept de nouvel hôpital universitaire défendu par l'Université de Montréal, nous le préciserons à nouveau dans les pages qui suivent, mise précisément sur ce qui fait la force des établissements exemplaires de la médecine universitaire du XXIe siècle : la proximité et l'interaction spatiale constante entre un campus universitaire d'enseignement et de recherche et un hôpital universitaire. L'Université de Montréal avançait d'ailleurs le concept de « Cité du savoir et de la santé » afin de bien camper son projet d'hôpital universitaire comme la création d'une technopole de la santé adaptée aux exigences de la médecine moderne des cinquante prochaines années.

Le ministre de la Santé voulait-il ainsi récupérer tardivement le concept de « Cité du savoir et de la santé » ? Compte tenu de l'enjeu pour les sociétés québécoise et canadienne, mieux vaut tard que jamais. L'essentiel, toutefois, se situe plutôt dans la manière dont le CHUM allait procéder pour préparer et présenter, selon le vœu explicite du ministre, des évaluations vraiment comparatives du 1000 Saint-Denis et du site Outremont. Cela, nous le verrons au chapitre 8 : le comité Couture et Saint-Pierre fit le travail qu'aurait dû faire le CHUM. Pour anticiper quelque peu, ce comité conclut de cette comparaison demandée par le ministre Couillard que le site Outremont était optimal pour la mise en place d'un complexe santé-savoir, proposition rejetée par le ministre, comme nous le verrons également plus loin. Mais cela laisse penser, d'ores et déjà, que le mandat donné au CHUM était fictif.

Alternance du pouvoir politique et rentrée en force du ministère de la Santé

Prenons maintenant un peu de recul quant à la deuxième phase de la saga du CHUM. Ses principales caractéristiques, auxquelles nous avons consacré les deux chapitres précédents, sont indissociables de la démarche et du rapport de la commission Mulroney-Johnson. S'étendant sur une longue année, cette deuxième phase s'est ouverte avec l'arrivée au pouvoir du Parti libéral du Québec, à la suite des élections tenues le 14 avril 2003, et s'est terminée avec la décision du ministre de la Santé, annoncée en conférence de presse en juin 2004, d'implanter le nouveau CHUM au 1000 Saint-Denis. Quelles conclusions pouvons-nous en tirer pour mieux comprendre les facteurs, les forces en présence et leurs diverses interactions ? Cet exercice exige de placer dans un contexte plus large nos observations et nos réflexions, et cela nous mènera à préciser comment, dans cette période, ont évolué les prises de position des différents groupes d'acteurs.

Notre régime démocratique et son mode de scrutin favorisent, on le sait, l'alternance au pouvoir de partis politiques principaux. Ils favorisent aussi l'alternance des prises de position dans nombre de dossiers relatifs à des décisions publiques majeures. Au printemps 2003, le Parti libéral du Québec ne faisait pas mystère de ses objectifs de « faire autrement » pour ce qui est, en tout premier lieu, des questions de santé. Étaient essentiellement visées la gestion générale des problèmes dans les établissements de santé et la question des urgences au sein des hôpitaux. Tout en n'étant pas au premier rang de ces objectifs maintes fois énoncés, les dossiers du CHUM et du CUSM étaient du nombre des questions clés auxquelles une attention nouvelle serait apportée.

L'objectif de faire autrement s'étendait aussi à la gouvernance des villes et municipalités, avec notamment la révision annoncée de la loi ayant forcé des villes et municipalités à fusionner. Il concernait également la législation du travail et, finalement, la réingénierie de la machine étatique et bureaucratique provinciale. On le sait, ces projets n'ont pas été sans créer de tensions entre le parti alors au pouvoir et plusieurs forces et groupes sociaux.

Dans le cas précis du CHUM et de la construction d'un nouvel hôpital universitaire, la volonté de faire autrement dans un contexte d'alternance du pouvoir politique n'avait qu'une seule limite : elle n'est pas allée jusqu'à remettre en cause la pertinence du projet d'ériger un nouvel hôpital sur un site unique. Mais tout le reste était remis à plat : le site sélectionné, la conception du projet, les échéanciers et paramètres de coûts. On le sait, il revenait au CHUM, nouveau maître d'œuvre, de préparer un projet inédit pour la fin 2003. Et pour faire bonne figure, le CUSM devait en préparer un aussi.

La table était donc mise pour pratiquer, au besoin, une réelle alternance quant aux décisions majeures déjà prises dans ce dossier par le gouvernement antérieur. Restait à mettre en place un mécanisme politique plus large, apte à conférer, si nécessaire et au moment approprié, la légitimité politique que requerrait sans doute, le cas échéant, des modifications substantielles apportées à un projet social qui faisait consensus chez ses premiers artisans. D'autant plus que ce projet social avait déjà fait l'objet d'études poussées, comme il avait mené à de premières mesures d'implantation, incomplètes toutefois. On l'a dit, le mécanisme politique en question fut la mise sur pied à l'automne 2003 de la commission Mulroney-Johnson.

Les prises de position et les démonstrations de la commission se devaient d'être en béton, car le projet du 6000 Saint-Denis, élaboré par les partenaires sous le gouvernement précédent, s'appuyait sur des études poussées et était déjà très avancé. Et le nouveau projet, soumis en décembre 2003, priorisait encore le 6000 Saint-Denis, fort des conclusions on ne peut plus favorables de l'étude du ministère des Transports, étude exigée par le ministre de la Santé lui-même.

Malgré les faiblesses évidentes des arguments tant financiers que relatifs à des caractéristiques physiques, de sécurité et d'accessibilité retenus par la commission Mulroney-Johnson pour rejeter le site du 6000 Saint-Denis et mettre de l'avant le 1000 Saint-Denis, le ministre s'empressa de confirmer son choix, le 1000 Saint-Denis. Il le fit malgré les questions détaillées que le CHUM et l'Université soulevaient à l'encontre des choix de la commission et en faisant fi de leur demande commune de prendre plus de temps pour arrêter sa décision finale. Vraiment, la loi de l'alternance politique jouait à plein.

Cette loi de l'alternance politique était en soi un incitatif structurel, mais il y eut bien sûr d'autres facteurs qui préparèrent la prise de position hâtive du ministre de la Santé de l'époque. Dans le cas qui nous occupe, la différence séparant le pouvoir politique exécutif exercé par le Parti québécois de celui exercé par le Parti libéral ne tient pas à la force politique ou au leadership particulier du ministre en titre. Pauline Marois, Rémy Trudel ou François Legault n'ont rien à envier à cet égard au ministre Couillard. Mais là où ce dernier tranche réellement, c'est par sa volonté affichée, dès son entrée en fonction, de reprendre avec son ministère tous les pouvoirs concernant ce projet et de laisser, par la suite, ses hauts fonctionnaires interférer au jour le jour dans les décisions courantes. Dès l'été 2003, en écartant la SICHUM et en confiant un nouveau rôle au CHUM, le ministre savait très bien que le réel maître d'œuvre du projet devenait son ministère. Universitaire ou pas, selon le style de leadership politique exercé par le ministre Couillard, ce nouvel établissement hospitalier constituerait un dossier, à l'instar de tout autre projet similaire de construction hospitalière, dans lequel son ministère et ses fonctionnaires joueraient un rôle majeur — soit un rôle structurant et conséquent quant à la conception, à la localisation et à la construction du nouvel hôpital.

Déjà, au moment où le CHUM préparait sa réponse à la commande du ministre, les rapports entre le ministère de la Santé et le CHUM étaient des plus étroits et directs. Le rôle du ministère devint encore plus important quand se confirmèrent les rumeurs que la commission Mulroney-Johnson se préparait à liquider le site du 6000 Saint-Denis. Il fallait dès lors que le site alternatif du 1000 Saint-Denis, que le CHUM et l'Université avaient d'un commun accord refusé de recommander, puisse être présenté sous le meilleur jour possible. Le « Scénario 1 + 2B », on s'en souviendra, devint alors, et ce, dès mars 2004 et avant le dépôt par la commission de son rapport, mais aussi avant que le conseil du CHUM et l'Université n'en soient informés, une pièce maîtresse de la stratégie poursuivie.

Nul doute, le ministre de la Santé avait réfléchi à tout cela. Au point où, lors de sa conférence de presse de juin 2004, le ministre Couillard put annoncer que son choix n'était pas, en fait, celui mis de l'avant par la commission pour le 1000 Saint-Denis, mais plutôt le « Saint-Luc bis », soit le projet de créer 500 lits neufs et d'en rénover 200 sur le même site. Entre le 16 avril 2004, moment du dépôt du rapport de la commission Mulroney-Johnson, et le 23 juin 2004, le ministre Couillard en avait déjà appris assez, selon lui, pour avoir confiance en pareille option, laquelle entrait prétendument dans les paramètres financiers de 1,1 milliard de dollars qu'il avait lui-même fixés.

On sait avec quelle force la réalité, telle que nous pouvons la saisir en 2010, donne plutôt raison à tous ceux qui, déjà à l'époque (en 2004, donc), prétendaient que cette option n'était ni solidement documentée ni évaluée de manière adéquate sur le plan financier. Au terme de cette deuxième phase de l'histoire du CHUM, c'est-à-dire au moment où le ministre de la Santé annonçait son choix en faveur du 1000 Saint-Denis, il était clair que le rôle structurant qu'il avait consenti à son propre ministère avait son coût. Ce coût, c'est un désaccord bien visible entre le CHUM, dont les principales instances se réjouissent ouvertement de cette option, et l'Université de Montréal, qui continue à déplorer ce qui lui semble une très mauvaise décision.

Et pendant cette phase de l'histoire du CHUM, que se passait-il au niveau de la sphère publique et de ses divers intervenants ? En fait, et fort curieusement, cette sphère était à ce moment très peu active, encore moins que pendant la phase précédente. Les recommandations de la commission Mulroney-Johnson y ont été finalement peu analysées, commentées ou évaluées. On notait bien sûr avec satisfaction que les commissaires invoquaient le respect d'un cadre financier précis et contrôlé par le pouvoir politique, mais on ne s'interrogeait nullement sur la fiabilité des évaluations des coûts, concernant par exemple le 1000 Saint-Denis (seule la réaction, déjà notée, de Jean-Robert Sansfaçon dans *Le Devoir* tranchait nettement par sa concision, sa sévérité et sa justesse).

La nuance du projet « Saint-Luc bis » apportée par le ministre de la Santé lors de sa conférence de presse de la mi-juin 2004 est quant à elle pratiquement passée inaperçue dans les médias. La conjoncture n'était certes pas propice, la nouvelle apparaissant à la veille des vacances d'été, mais cette dimension ne fut pas davantage au centre des interventions médiatiques à l'automne 2004 ni dans les mois qui suivirent. Bref, le 6000 Saint-Denis avait été définitivement écarté, et de nouvelles pages de l'histoire récente du CHUM commencèrent à s'écrire. Elles concerneraient une toute nouvelle guerre de sites : cette fois entre le 1000 Saint-Denis et le site Outremont. C'est là l'objet des prochains chapitres.

7

Un projet de technopole de la santé et du savoir sur le site Outremont

Les chapitres 7 et 8 présentent une tout autre phase de l'histoire récente du CHUM, une phase dont le centre de gravité est le projet de technopole de la santé et du savoir mis de l'avant par l'Université de Montréal et ayant comme pierre angulaire le nouveau CHUM. Le 6000 Saint-Denis ayant été définitivement rejeté par le ministre de la Santé et son ministère comme site pouvant accueillir le nouvel établissement hospitalier, nous allons examiner les diverses circonstances qui ont marqué l'émergence d'un projet de technopole de la santé et du savoir sur un nouveau site. Seront aussi présentés les principaux moments de la trajectoire mouvementée de ce projet entre l'été 2004 et le printemps 2005. On pourra ainsi mieux comprendre comment et pourquoi une technopole de la santé et du savoir ne pouvait voir le jour, dans des conditions raisonnables de faisabilité et de coûts, que sur le site de la cour de triage Outremont.

Commençons par préciser que ce projet de technopole ne verra jamais le jour. Il n'en fut pas moins intensément présent dans l'actualité et l'opinion publique, même si ce fut pour une courte période. Nous allons en effet détailler l'importante controverse publique qui opposa ce projet à celui du 1000 Saint-Denis. Le lecteur trouvera au chapitre suivant une présentation des événements qui ont émaillé, pendant plusieurs mois, ce conflit qui a dressé les uns contre les autres les promoteurs du 1000 Saint-Denis et ceux du site Outremont. Au terme de ces deux chapitres, nous tâcherons de prendre la distance critique requise pour dégager les facteurs les plus déterminants et les prises de position les plus consé-quentes, qui donnent à cette dernière phase de l'histoire récente du CHUM ses caractéristiques particulières.

Rappelons tout d'abord que l'annonce du 23 juin 2004 faite par le ministre Couillard éliminait définitivement le 6000 Saint-Denis et donnait une petite ouverture pour la présentation d'un nouveau site. Pourquoi la direction de l'Université pensait-elle que le site Outremont avait une bonne chance de prévaloir comme lieu définitif de construc-tion du CHUM? Plusieurs raisons, en fait, la poussaient à formuler pareille hypothèse. D'abord, le choix du 1000 Saint-Denis représentait un changement radical de site, ce dernier n'ayant jamais auparavant été considéré comme lieu pos-sible de construction du CHUM. Par ailleurs, le projet du 1000 Saint-Denis tel que présenté en juin 2004 était tout à fait embryonnaire, comme l'avait admis le ministre à l'époque. Il faut se rappeler que la recommandation de la commission Mulroney-Johnson était un hôpital neuf de 500 lits construit en lieu et place de l'hôpital Saint-Luc, qui serait démoli, alors que le nouveau projet du ministre Couil-lard — le « Saint-Luc bis », selon ses propres termes — était un hôpital de 700 lits dont une partie proviendrait du recy-clage du vieil hôpital. En ce qui concerne la construction du nouvel hôpital universitaire au 1000 Saint-Denis, on partait donc de zéro, même si le site avait été recommandé par la commission Mulroney-Johnson et même s'il y avait déjà là un hôpital. Ce constat retint d'autant plus l'attention de l'Université que de très grandes incertitudes persistaient autant sur la faisabilité de ce projet, qui n'était appuyé par aucun plan directeur lui appartenant en propre, que sur ses coûts et son échéancier. Enfin, la direction du CHUM avait dans un premier temps réagi aussi négativement que l'Université de Montréal aux recommandations de la commission Mulroney-Johnson. Non seulement elle n'acceptait pas l'abandon du 6000 Saint-Denis, mais elle rejetait aussi le choix du site de l'hôpital Saint-Luc.

Ce sont là les facteurs qui incitèrent la direction de l'Université à un certain optimisme quant à la possibilité de rallier son partenaire, le CHUM, quant au projet d'une technopole de la santé et du savoir érigée sur le site Outremont. D'autant plus que, sur le plan de la conception, le projet Outremont était en fait plus avancé que celui du 1000 Saint-Denis. D'abord, ce site était l'objet de travaux depuis janvier 2004. De plus, le plan directeur et la conception architecturale en pavillons horizontaux de faible hauteur du nouvel hôpital universitaire qui avaient été développés et proposés à l'origine pour le 6000 Saint-Denis étaient intégralement transférables sur le site Outremont. Ce n'était absolument pas le cas pour le 1000 Saint-Denis, qui ne pouvait accueillir qu'une construction en hauteur avec recyclage de vieux bâtiments. Anticipant donc l'appui de la direction du CHUM, l'Université trouvait tout à fait légitime que le projet Outremont soit soumis au ministre, une fois complétées les études supplémentaires requises.

L'été des cheminements en parallèle de projets opposés

Nous avons déjà souligné qu'à la suite de la petite ouverture consentie par le ministre le CHUM, déclaré par ce dernier seul maître d'œuvre du nouvel hôpital, l'avait informé en juillet 2004 de la mise sur pied d'un comité pour l'étude d'un nouveau site, le site Outremont. Cette décision suivait la présentation du projet Outremont faite par Robert Lacroix au conseil d'administration du CHUM, à la fin juin 2004. Les études pilotées par ce comité se devaient d'être effectuées en collaboration avec l'Université, parce que le projet Outremont, projet d'une technopole de la santé, impliquait tout le secteur des sciences de la santé de l'établissement.

La présentation de Robert Lacroix fut bien accueillie par le conseil d'administration du CHUM, mais il y eut de très nombreuses questions. Ces dernières portaient sur les coûts, les échéanciers, l'acquisition du terrain et le rôle de l'Université. Toutes ces questions étaient parfaitement légitimes, mais au total on sentait que, pour la majorité des membres du conseil, le projet Outremont était une aventure nouvelle, après bien d'autres qu'ils avaient vécues au cours des huit dernières années, et qu'il était loin d'avoir l'appui du ministère de la Santé, lequel avait ouvert cette porte à son corps défendant. Un certain scepticisme teintait donc plusieurs interventions. Mais le conseil d'administration du CHUM n'en accepta pas moins la formation d'un comité pour l'étude conjointe, par l'Université et le CHUM, du site Outremont. Le lendemain de cette présentation, Patrick Molinari, président du conseil d'administration du CHUM, téléphona à Robert Lacroix pour lui dire à quel point sa présentation avait été convaincante. Une part importante des membres du conseil, selon son président, avaient été impressionnés par le projet Outremont. C'est dans ces termes qu'il s'exprima lors d'une entrevue donnée à Radio-Canada le 15 juillet 2004, dont le contenu fut résumé comme suit :

> Patrick Molinari confirme qu'un comité de travail étudie le projet, qu'il qualifie de novateur. Selon lui, ce projet mérite d'être examiné. Patrick Molinari signale qu'à Sherbrooke la faculté de médecine et l'hôpital universitaire sont installés sur le même terrain.

Ce reportage de Radio-Canada rendait public pour la première fois le projet Outremont, avec des détails sur sa localisation, la gare de triage du Canadien Pacifique. Jusque-là avait plutôt circulé dans les médias une référence globale et imprécise à un site alternatif potentiel. Il n'y eut cependant de véritables suites médiatiques à cette annonce qu'à la rentrée d'automne.

Durant l'été, l'Université intensifia ses négociations avec le CP. Son espoir était qu'au moment où serait officiellement présenté le projet Outremont la direction de l'Université puisse dire qu'une offre d'achat détaillée de sa part visant le terrain du CP avait été acceptée par ce dernier. L'incertitude quant à l'acquisition du terrain de la gare de triage demeurait un gros handicap pour la crédibilité du projet Outremont. Les négociations, toutefois, étaient fort complexes puisqu'elles portaient non seulement sur la fin des opérations de triage sur le site, mais aussi sur le déplacement de la voie ferrée restante et sur l'interdiction de faire circuler sur cette voie des trains transportant certaines matières dangereuses. Il y avait, enfin, toute la question de la décontamination du site et des responsabilités respectives du vendeur et de l'acheteur pour cette opération délicate et potentiellement coûteuse.

Vu la complexité du dossier, la personne responsable des négociations pour l'Université, Daniel Fournier, un spécialiste de l'immobilier, s'était adjoint un cabinet d'avocats spécialisé dans ces questions. La lenteur avec laquelle le CP menait ce dossier incita Robert Lacroix à faire appel à Paul Desmarais père. Ce dernier connaissait bien le PDG du CP, Rob Ritchie, un Montréalais d'origine, qui pourrait sûrement faire accélérer le processus. Ces différentes interventions auprès du CP débouchèrent sur une rencontre cruciale avec Rob Ritchie au Château Laurier, à Ottawa, le 21 octobre 2004.

Le président du CP était accompagné de ses principaux collaborateurs dans ce dossier, et Paul Desmarais père s'était joint aux responsables de l'Université de Montréal. Les interventions de Paul Desmarais et les liens de confiance et d'amitié qui existaient entre ce dernier et Rob Ritchie furent déterminants. En effet, à la fin de cette rencontre, Rob Ritchie garantit qu'une entente serait trouvée qui satisferait aux exigences de l'Université de Montréal. Le climat des négociations changea du tout au tout à partir de ce moment, et ces dernières conduisirent à l'entente définitive qui fut signée au milieu du mois de décembre 2004. Une chose est certaine : sans les interventions répétées et les conseils judicieux de Paul Desmarais père, et sans quelques interventions stratégiques du premier ministre Charest, les négociations avec le CP auraient été bien plus longues et le résultat beaucoup moins intéressant pour l'Université de Montréal.

Au cours de l'été 2004, Robert Lacroix participa à plusieurs rencontres et séances de travail relatives au CHUM et au projet de technopole de la santé et du savoir sur le site Outremont. Six d'entre elles méritent d'être retenues, parce qu'elles ont une signification particulière.

Au début de juillet, le maire Tremblay demanda à Robert Lacroix s'il acceptait de rencontrer Lucien Bouchard, alors fortement impliqué dans le projet Cité du Havre, pour que ce dernier lui expose sa vision du CHUM localisé au centre-ville. Le recteur accepta, à la condition qu'on lui donne une heure pour présenter à Lucien Bouchard le projet Outre-mont. En présence du maire, la rencontre eut lieu le 7 juillet 2004, à l'hôtel de ville. Lucien Bouchard, accompagné de quelques collaborateurs du projet Cité du Havre, expliqua à quel point un CHUM au centre-ville s'intégrerait bien dans ce vaste projet et combien sa construction pourrait servir d'élément déclencheur pour la réalisation. Avant de commencer à en discuter, Robert Lacroix demanda de pouvoir présenter le projet Outremont. On pourrait ainsi parler des avantages respectifs des deux projets.

Il fit donc une présentation du projet Outremont, reprenant l'ensemble de l'argumentaire relatif à la pertinence d'une technopole de la santé et du savoir à proximité de l'Université de Montréal. À la fin de sa présentation, Lucien Bouchard affirma que toute discussion supplémentaire était inutile. Le projet d'une technopole de la santé et du savoir sise à Outremont était celui qui devait être retenu. Il confia à Robert Lacroix qu'il serait d'une neutralité bienveillante envers le projet Outremont et qu'il ne ferait aucune autre intervention prônant l'installation du CHUM au centre-ville. Contrairement à toutes les rumeurs qui ont circulé et aux insinuations souvent malveillantes qui ont été faites par la suite, c'est dans ce contexte que Lucien Bouchard a été informé du projet Outremont et a compris qu'il s'agissait là d'un grand projet pour le Québec, Montréal, le CHUM et l'Université de Montréal. Comme nous le verrons plus loin, sa neutralité bienveillante se transforma graduellement en un appui solide et public.

Le 16 juillet 2004, à la demande du sous-ministre de la Santé, Roberto Iglesias, se tint à Québec une importante réunion. Elle regroupait des dirigeants du CHUM, de l'Université de Montréal, dont Robert Lacroix et Louis Maheu, et de l'Agence régionale de la santé et des services sociaux de Montréal qui venaient discuter, avec les responsables du ministère, des études à réaliser sur les deux sites. Cette rencontre se déroula raisonnablement bien, sauf qu'à la fin le sous-ministre fit une intervention sur le fait que la décision par rapport au CHUM ne se ferait pas à coups d'interventions politiques, mais qu'elle serait prise essentiellement par le ministère de la Santé. Robert Lacroix comprit que la remarque s'adressait à lui. D'ailleurs, il avait déjà été informé par Louis Maheu des propos similaires tenus par le Dr Bureau, cadre supérieur du ministère. Le ministère de la Santé et ses hauts fonctionnaires ne se laisseraient pas bousculer par un recteur d'université, même si l'hôpital en cause était celui de son établissement. Robert Lacroix comprit d'autant mieux le message que jamais, durant ses six années en poste comme recteur, il n'avait défendu un projet auprès d'un ministre sans s'assurer au préalable de la complicité de ses hauts fonctionnaires et de son cabinet, et cela, autant à Québec qu'à Ottawa. Il s'agit d'une règle élémentaire et d'une condition *sine qua non* de succès.

Dans le cas du projet Outremont, toutefois, son ampleur

et sa complexité en faisaient un projet de gouvernement et impliquaient aussi, de façon importante, la Ville de Montréal et le gouvernement fédéral. En effet, une éventuelle technopole de la santé et du savoir touchait non seulement le ministère de la Santé, mais aussi ceux de l'Éducation, de l'Industrie, du Commerce et de la Recherche, des Affaires municipales, des Finances, sans oublier bien sûr le Conseil du Trésor. Il apparaissait donc clair que ce projet devait ultimement avoir l'appui du premier ministre. Sans son appui, la direction de l'Université était convaincue que le projet tomberait dans les querelles interministérielles sur le partage des responsabilités et surtout de la facture. Pour éviter ce danger, il fallait donc y intéresser le premier ministre du Québec.

La Ville de Montréal avait aussi un rôle à jouer puisque le projet se réaliserait sur un site nécessitant, comme nous l'avons vu antérieurement, des investissements municipaux importants pour le viabiliser. On devait donc convaincre le maire de Montréal du grand intérêt de ce projet pour la ville et pour la concrétisation de son axe de développement « Montréal, ville de savoir ». Enfin, une contribution du gouvernement fédéral était possible pour le déplacement des rails et du trafic ferroviaire, ce qui exigeait des interventions auprès du ministre Jean Lapierre, qui était non seulement député d'Outremont mais aussi, coïncidence utile, ministre fédéral des Transports. Évidemment cela faisait beaucoup d'interventions auprès d'hommes politiques, ce qui fut malheureusement perçu par le ministère québécois de la Santé comme une tentative de le court-circuiter et de lui forcer la main quant au choix du site Outremont. En comparaison, le projet du 1000 Saint-Denis, ne couvrant que la construction d'un nouvel hôpital sur un site existant, relevait quasi exclusivement du ministère de la Santé. À l'évidence, ce contexte nuisait à la qualité des relations entre l'Université de Montréal et le ministère.

Le 1er septembre, Robert Lacroix rencontra, à sa demande, Jean Coutu, le vrai. Comme à son habitude, ce dernier fut direct. « Monsieur le recteur, lança-t-il, le projet du CHUM à Saint-Luc n'a pas de bon sens et je vous avoue que je n'aimais pas beaucoup le CHUM au 6000 Saint-Denis. De vieux amis, dont les Drs Maurice LeClair et Jacques Genest, m'ont convaincu qu'il fallait reprendre la bataille de l'Hôtel-Dieu pour y installer le nouveau CHUM. Avant de m'embarquer dans cette aventure, je veux connaître votre vision à cet égard. » Robert Lacroix lui avoua qu'il partageait son opinion sur Saint-Luc, mais que l'Université de Montréal avait un projet nettement plus porteur que tout autre. Il lui présenta donc le projet Outremont. Jean Coutu manifesta un grand intérêt, mais demanda au recteur Lacroix de recevoir le D^r LeClair pour voir ce que lui, le spécialiste, en pensait. Robert Lacroix accepta donc une rencontre avec le D^r LeClair.

Le D^r LeClair avait une grande crédibilité dans le groupe de militants pour le site Hôtel-Dieu. Médecin spécialiste, il avait été doyen de la faculté de médecine de l'Université de Sherbrooke, haut fonctionnaire à Ottawa, notamment sous-ministre de la Santé, et, enfin, PDG du Canadien National. Il avait une vaste expérience et une bonne connaissance des grands centres médicaux dans le monde. Robert Lacroix présenta donc le projet Outremont au D^r LeClair, qui réalisa immédiatement la portée de ce projet de calibre international. À la fin de la rencontre, ce dernier admit qu'il ne pouvait qu'appuyer ce projet et qu'il ferait tout pour convaincre ses partenaires de la coalition Hôtel-Dieu de faire de même. Le D^r LeClair devint alors un ardent défenseur du projet Outremont dans tous les milieux et sur toutes les tribunes.

Quant à Jean Coutu, le rapport que lui dressa le D^r LeClair le fit pencher du côté du projet Outremont, et lui aussi le défendit, non pas en tant qu'homme d'affaires, mais en tant que citoyen informé et responsable. Toutes les autres choses qui ont été dites ou écrites à son sujet à propos de la technopole de la santé et du savoir à Outremont ne relevaient que du procès d'intention.

À la demande, encore, du maire Tremblay, Robert Lacroix se rendit à une nouvelle rencontre à l'hôtel de ville. Il s'agissait alors de discuter avec Phil O'Brien, qui était devenu conseiller auprès de la société Télémédia Développement, laquelle envisageait un vaste projet immobilier incluant l'ancienne gare Viger et ses alentours. Le développement du CHUM au 1000 Saint-Denis, qui avait entraîné la mise en place d'une réserve foncière par le gouvernement du Québec, contraignait le projet de ce développeur immobilier. On avait donc conçu un projet de technopole de la santé non pas sur le site Outremont, mais au centre-ville, au sud et à l'ouest de l'hôpital construit au 1000, rue Saint-Denis. C'est d'ailleurs ce même projet qui fut ensuite repris dans le deuxième rapport Johnson et mis aussi de l'avant par la direction du CHUM. S'il était accepté, on pourrait lever rapidement la réserve foncière qui nuisait au projet défendu par Phil O'Brien et améliorer considérablement l'environnement immédiat de ce projet et sa rentabilité à terme. En somme, il s'agissait de déménager les facultés de la santé de l'Université de Montréal et leurs centres de recherche au centre-ville pour les rapprocher du CHUM. La réaction de

Robert Lacroix fut immédiate, fermement négative et pleinement soutenue par les facultés du secteur de la santé de l'Université.

Cette décision mérite explication, puisqu'elle fut, à tort, interprétée par certains comme un refus de l'Université de Montréal de descendre de la montagne et de se rapprocher du « vrai monde ». La recherche biomédicale s'est considérablement transformée au cours du dernier demi-siècle. On tente de plus en plus de créer, en un lieu donné, la chaîne complète des découvertes allant de la compréhension des fondements d'une maladie au traitement susceptible de l'éradiquer. Les domaines scientifiques appelés à contribuer à cette chaîne étant nombreux et spécialisés, le campus universitaire devient le lieu par excellence des collaborations requises. Voici un exemple concret. Les recherches de pointe sur le cancer font simultanément appel, entre autres, à des disciplines aussi diverses que la biologie moléculaire et des systèmes, la microbiologie, la chimie, la bio-informatique, la pharmacologie, les mathématiques et bientôt les nanosciences et les nanotechnologies. C'est ainsi que l'Institut de recherche en immunologie et en cancérologie (IRIC) créé par l'Université de Montréal en 2002 l'a été sur le campus de l'Université ; il regroupe présentement quelque 360 chercheurs et étudiants diplomés et postdoctoraux de divers départements des facultés de médecine et des arts et sciences de cette institution. Les collaborations et les synergies avec l'ensemble du campus sont de plus en plus importantes et essentielles pour l'efficacité de tous les maillons de la chaîne des découvertes. La composante clinique des travaux se fait principalement à l'hôpital Maisonneuve-Rosemont et plusieurs hématologues de cet hôpital sont des chercheurs principaux de l'IRIC. Le tout serait évidemment encore plus efficace si la composante clinique était sur le campus.

En somme, on constate que le lieu idéal de réalisation d'une partie importante de la recherche biomédicale moderne est le campus d'une grande université de recherche. Il ne s'agit plus seulement de la proximité d'une faculté de médecine avec un hôpital, mais bien de la proximité de l'hô-pital avec le vaste milieu scientifique que l'on retrouve dans une grande université de recherche. Par sa localisation et sa taille, le site Outremont offrait une occasion historique. Compte tenu de sa proximité avec le campus actuel de l'Uni-versité de Montréal, il pouvait en effet être considéré comme faisant partie de celui-ci, tout en pouvant lui-même regrou-per une bonne proportion du secteur des sciences de la santé. Le fait d'intégrer le CHUM, le Centre hospitalier *de l'Univer-sité de Montréal*, justement, à ce site donnait à cet hôpital et à l'Université de Montréal, on l'a dit, un positionnement national et international remarquable dans la recherche bio-médicale et les soins spécialisés de pointe, cela au grand bénéfice des patients et des professionnels de la santé. En plus, le site Outremont étant localisé au centre même de la ville de Montréal, l'avantage universitaire ne se faisait pas au détriment de l'accessibilité hospitalière.

C'est ce que comprit le premier ministre, Jean Charest, que Robert Lacroix rencontra le 1er octobre 2004. Durant l'été, Jean Charest avait certainement entendu parler de plus en plus du projet Outremont compte tenu du nombre de personnes que Robert Lacroix avait rencontrées pour leur présenter le projet. Au début de septembre, ce dernier demanda donc au chef de cabinet du premier ministre, Sté-phane Bertrand, s'il était possible d'avoir un rendez-vous d'une heure avec Jean Charest pour que lui soit présenté le projet Outremont. Ce collaborateur immédiat du premier ministre demanda qu'on lui fasse parvenir la documentation pertinente. Une semaine plus tard, le rendez-vous était fixé, pour le 1ᵉʳ octobre. Ce fut une rencontre à quatre, le recteur Lacroix étant accompagné d'Alexandre Chabot, son chef de cabinet, et Stéphane Bertrand accompagnant le premier ministre. D'entrée de jeu, Robert Lacroix résuma le contenu de la documentation transmise au premier ministre et commença à faire ressortir l'ensemble des avantages de ce grand projet pour le Québec, pour Montréal, pour le CHUM et pour l'Université de Montréal.

Jean Charest fit remarquer rapidement que son chef de cabinet et lui-même étaient très au fait du projet en cause. À son avis, il s'agissait du plus beau projet qu'il avait reçu en plus de vingt ans de carrière politique. Il était profondément convaincu que sa réalisation était dans le plus grand intérêt du Québec, de Montréal, du CHUM et de l'Université de Montréal, qu'il considérait comme le vaisseau amiral des universités québécoises. Il appuyait donc sans réserve sa réalisation. Il revenait toutefois au recteur de l'Université de Montréal de s'assurer que ce projet recevrait l'approbation des instances de son institution et qu'une bonne majorité des médecins du CHUM se rallieraient à ce nouveau site et à ce projet. Enfin, il fallait que le terrain soit acquis dans les plus brefs délais par l'Université de Montréal. À cet égard, le premier ministre était prêt à intervenir auprès du CP si cela pouvait aider. Ce qu'il fit, d'ailleurs, à quelques reprises par la suite. En terminant, Robert Lacroix fit part de son inquiétude au sujet du ministre de la Santé et de ses hauts fonctionnaires, qui, selon lui, ne voyaient pas du même œil le projet

Outremont. Le premier ministre répondit que le ministre de la Santé cheminerait dans le même sens que lui et qu'il fallait simplement être patient.

Robert Lacroix sortit de cette rencontre convaincu que le projet Outremont se réaliserait. L'enthousiasme et la détermination du premier ministre lui avaient paru tels qu'il ne pouvait voir ce qui bloquerait sa concrétisation. C'est pourquoi il attacha peu d'importance à la mise en garde que lui fit son vieil ami Pierre Lucier, ancien professeur de l'Université de Montréal devenu, après une longue carrière dans la fonction publique du Québec, sous-ministre de l'Éducation. Il rencontra ce dernier immédiatement après sa réunion avec le premier ministre pour discuter des besoins d'espace de l'Université de Montréal, lesquels légitimaient le développement du campus Outremont. Une documentation détaillée sur ce sujet lui avait été au préalable acheminée.

Devant l'assurance que manifestait Robert Lacroix, fort de l'appui du premier ministre, Pierre Lucier lui rappela délicatement que le projet Outremont heurtait une composante majeure de la machine gouvernementale, à savoir le ministère de la Santé. Ce fait, estimait-il, rendait problématique la suite des choses. Soulignant que plusieurs ministères, dont le sien, étaient aussi impliqués en deuxième ligne dans la réalisation éventuelle du projet, Pierre Lucier nota encore qu'il y avait généralement une très grande solidarité entre les sous-ministres, qui vivent et travaillent ensemble tous les jours. Robert Lacroix ne comprit malheureusement que beaucoup plus tard (et trop tard) toute la portée de ce commentaire.

Au total, toutefois, du point de vue des démarches dont l'Université de Montréal avait la maîtrise, l'été 2004 se déroula très bien pour le projet Outremont. L'ancien premier ministre du Québec Lucien Bouchard, qui avait été avec Pauline Marois le promoteur du site unique et le responsable du choix du 6000 Saint-Denis, donnait son appui à ce nouveau projet. Plus important encore, Jean Charest s'était engagé à l'appuyer, ce qui rassurait complètement la direction de l'Université sur le cheminement du projet au sein du gouvernement. Jean Lapierre, député d'Outremont et ministre des Transports du gouvernement fédéral, qualifiait de « supérieur » ce projet de transformation du site de l'ancienne gare de triage, et déclarait qu'il s'occuperait de la contribution du fédéral. Enfin, le maire de Montréal, sans le dire explicitement, semblait pencher vers le projet Outremont, lequel pourrait devenir une composante majeure de sa thématique « Montréal, ville de savoir ».

Des efforts soutenus pour explorer une tout autre direction

Au cours du même été, Louis Maheu put constater que les choses allaient aussi bon train du côté des instances du CHUM, responsables de la planification du nouvel hôpital universitaire. Mais la direction suivie n'était pas la même. Les dirigeants engagés dans les opérations de planification et de conception du projet CHUM 2010 suivaient de près les études qui portaient sur le 1000 Saint-Denis, et surtout le scénario combiné de construction et de rénovation, dit « 1 + 2B ». Les premières études explorant ce scénario, d'abord entreprises en avril 2004 par un cabinet d'architectes, furent bientôt suivies, au cours de l'été 2004, d'études portant sur les caractéristiques de fonctionnalité, de réalisation et d'intégration urbaine du même scénario, toujours sur le site du 1000 Saint-Denis. Ces études, aux thématiques plus étendues et compréhensives, impliquaient le concours d'autres firmes spécialisées dans les domaines en question.

C'est lors d'une réunion tenue le 11 août 2004 (qui faisait suite à la réunion du 6 avril 2004) que Louis Maheu et les membres du comité de planification prirent connaissance de ces travaux, qui visaient à donner davantage de réalité au fameux « Scénario 1 + 2B ». Ils arrivaient à une estimation budgétaire de 1,129 milliard de dollars pour des constructions neuves équivalant à environ 65 % du complexe et des rénovations représentant environ 35 % des surfaces requises pour le nouvel hôpital universitaire de 700 lits et son centre de recherche. Par ailleurs, le ministre de la Santé lui-même s'attendait, en dégageant des sommes nouvelles, à ce que le CHUM prévoie la réalisation d'autres études et convienne avec l'Université des collaborations requises pour leur exécution. Ces dernières devaient porter sur une implantation éventuelle du CHUM et des facultés de sciences de la santé de l'Université au 1000 Saint-Denis et à la gare de triage Outremont.

Le comité de planification fut donc informé, à sa réunion du mois d'août 2004, des études sur le site Outremont qui avaient été commandées. Afin de permettre l'établissement des coûts préliminaires les plus inclusifs possible du CHUM sur ce site, les études demandées portaient sur la conception et les coûts de réalisation des travaux routiers et ferroviaires pour l'accès au site, ainsi que sur les infrastructures et services urbains requis. L'évaluation des contraintes et risques environnementaux était aussi du nombre. Le comité était alors informé que toutes les études en cours devaient être terminées dès le début de septembre 2004 pour transmission au conseil d'administration dans la deuxième moitié du mois. On se rappellera toutefois que le ministre de la Santé avait fixé, dans sa lettre du 23 juin 2004 comme dans sa lettre du 22 juillet, la fin octobre 2004 comme date limite du dépôt au ministère de la Santé des nouvelles études sur les deux sites en cause.

Les études sur le site Outremont auraient dû normalement être le fait, pour ce qui est de leur couverture et des mandats à confier aux entreprises sollicitées, de collaborations efficaces et harmonieuses entre le CHUM et l'Université de Montréal. Il n'en fut malheureusement rien. L'Université constatait que le CHUM, probablement avec l'accord tacite du ministère de la Santé, donnait ses propres commandes d'études et gérait seul les sommes avancées par le ministère de la Santé pour, entre autres, financer les études qui auraient dû être décidées en collaboration par les deux partenaires. De son côté, l'Université employait les moyens nécessaires pour bien établir les fondements de l'hypothèse d'implantation du nouvel hôpital universitaire et des facultés des sciences de la santé sur le site Outremont. Elle poursuivait donc les études requises à cet égard ou en lançait de nouvelles.

Nous l'avons déjà signalé, le premier trimestre de l'année 2004 a été un moment crucial et difficile quant à la qualité du partenariat entre le CHUM et l'Université de Montréal. Le printemps et l'été ont ajouté à l'écart qui séparait de plus en plus ces partenaires. On ne sera donc pas surpris d'apprendre que ces mois ont fréquemment donné lieu à des échanges un peu vifs. Louis Maheu fut souvent interpellé pour ce qui paraissait être un manque de transparence de l'Université en ce qui a trait à l'évolution de ses pourparlers et discussions avec le CP pour l'achat du terrain d'Outremont. Il n'était pas facile de convaincre de la nécessité de garder ces échanges confidentiels. Le manque de communication et de concertation entre le CHUM et l'Université à propos des études sur le site Outremont était dénoncé, et on disait à Louis Maheu que l'Université de Montréal en était l'unique responsable.

Mais la direction de l'Université était, elle, tout autant tenue à l'écart des travaux et enjeux décisionnels quant au site du 1000 Saint-Denis. Elle en apprenait certaines retombées en même temps que les représentants qu'elle avait dans diverses instances du CHUM, mais c'était souvent relatif à des gestes posés bien avant. En fait, aucune mesure ni structure particulière de communication ou de concertation n'avait été mise en place pour faciliter, à un niveau élevé, les rapprochements entre ces partenaires — ce qu'avait permis et aurait pu continuer de faire la SICHUM si elle n'avait été abolie.

Bien avant l'automne 2004, on percevait clairement que les responsables clés de la direction du CHUM, en contact permanent avec les hauts fonctionnaires du ministère de la Santé, nourrissaient des doutes sérieux quant à la faisabilité du CHUM sur le site de la cour de triage Outremont. Ces personnes disaient être convaincues, bien avant que ne soient menées à terme des études plus poussées et que leurs conclusions soient consignées dans des rapports, que les questions de sécurité, de coûts et d'accès rendaient ce site impropre à accueillir le nouvel hôpital universitaire. Dans cette période, Louis Maheu fut fréquemment confronté à de tels jugements *ex cathedra*. Il ne cachait pas, alors, que ces derniers lui semblaient prématurés et peu fondés, d'autant plus que les détails de l'entente avec le CP sur les coûts et les conditions relatives à la sécurité du site au moment où se ferait l'acquisition du terrain n'étaient connus de personne, l'entente n'étant pas encore finalisée.

Il faut bien noter que le directeur général du CHUM, le Dr Denis Roy, n'hésitait aucunement à déclarer à qui voulait l'entendre (Louis Maheu en fut souvent témoin) qu'il n'était pas enchanté à l'idée de devoir diriger le CHUM si celui-ci devait un jour être localisé sur un site dont l'Université serait le propriétaire — le CHUM étant bien, pourtant, le Centre hospitalier de l'Université de Montréal. Le Dr Roy invoquait les désaccords et difficultés de communication entre ces partenaires, certes particulièrement visibles à ce moment-là, pour prédire les multiples problèmes et contraintes insurmontables à venir si pareille localisation devait être imposée au CHUM.

Dans ce contexte de septembre 2004, il devenait impossible pour les instances du CHUM de prendre position en faveur d'un projet et site particuliers. Non seulement les projets en préparation n'étaient pas vraiment comparables, mais la méthodologie des études supervisées par le CHUM, l'estimation des coûts et l'évaluation des risques environnementaux étaient contestées. C'est le cas, par exemple, de l'étude réalisée par Dessau-Soprin en septembre 2004 sur les risques environnementaux. Elle porte essentiellement sur le site de la gare de triage, mais se termine par quelques pages rapides consacrées à une comparaison de ce dernier avec les caractéristiques, a priori jugées équivalentes, du site du 1000 Saint-Denis. Pour ce faire, sont utilisées pour le 1000 Saint-Denis les conclusions d'études antérieures, réalisées en 2001 et 2003 par une autre firme (SNC-Lavalin) au moyen d'une méthodologie et de données différentes de celles utilisées pour l'analyse correspondante du site Outremont.

Les auteurs de l'étude de Dessau-Soprin insistent sur le fait que cette synthèse comparative est subjective et qu'elle est réalisée à titre purement indicatif comme outil de discussion. Mais ces réserves n'ont malheureusement pas été retenues. Au contraire, de nombreux intervenants ont considéré les conclusions de cette étude comme étonnamment rigoureuses et définitives, au point de s'appuyer notamment sur elles pour formuler leur plaidoyer contre le site Outremont.

Les études relatives aux coûts globaux comparatifs établis par la firme Axor pour le site 1000 Saint-Denis comme pour celui d'Outremont furent également l'objet de nombreuses critiques. Les coûts de transition, que tous savaient devoir être très élevés, étaient constamment et étrangement absents des estimés relatifs au 1000 Saint-Denis. De plus, les coûts proposés de rénovation pour plus ou moins 35 % de la superficie paraissaient largement sous-évalués, une opinion que plusieurs partageaient. Sans compter que, dès le départ, les coûts estimés de la construction dans un centre-ville urbain très dense ne convainquaient pas, loin de là. Les coûts totaux estimés du site Outremont, fixés à ce moment-là à 1,3 milliard de dollars pour le seul CHUM (incluant environ 100 millions assumés par l'Université de Montréal pour ses facultés des sciences de la santé), étaient tout aussi contestés. Les uns les trouvaient encore trop faibles, les autres nettement exagérés. Il faut dire que l'incertitude caractérisant encore les négociations avec le CP, tant sur le coût final du terrain que sur le nombre de voies ferrées qui resteraient sur ce site, ne permettait pas, à la fin de l'été 2004, un exercice d'estimation budgétaire certain.

Bref, à la fin de l'été 2004, l'horizon était loin d'être dégagé et la situation d'ensemble paraissait chaotique, ce que dut constater le conseil d'administration du CHUM puisqu'il ne put, malgré les encouragements prodigués depuis plusieurs semaines par la direction du CHUM, opter pour le 1000 Saint-Denis et rejeter le projet Outremont. Le conseil, à sa réunion régulière publique du 28 septembre 2004, ne prit donc pas position pour l'un ou l'autre de ces scénarios, comme l'atteste le procès-verbal. Il autorisa simplement son président à transmettre au ministre les études réalisées à ce jour sur les deux sites qui firent l'objet de présentations lors de cette réunion publique.

Le CHUM a donc transmis au ministre de la Santé les études en question, tout en reconnaissant, dans le cas du site du 1000 Saint-Denis, qu'il n'avait pas évalué l'intégration sur ce site des facultés de la santé de l'Université. La raison de ce manque tenait au fait qu'aucune donnée n'était disponible quant aux fonds publics requis d'autres ministères pour pareille intégration. La symétrie des deux projets était ainsi reconnue comme étant imparfaite : le site de Saint-Luc n'impliquait pas l'intégration des nouvelles installations de l'Université, alors que le site de la cour de triage Outremont requérait une intégration complète.

Les études transmises n'avaient pas reçu l'aval de l'Université de Montréal. L'Université, à ce moment-là, était toujours engagée dans la poursuite d'études portant sur le site de la gare de triage. Ces dernières devaient tenir compte des avancées des négociations qu'elle menait alors avec le CP, tant sur le coût du terrain à acquérir que sur la configuration précise que prendrait le site au moment où l'Université en ferait l'acquisition. Supervisées par l'Université, les démarches en cours donnaient des informations qui s'éloignaient de plus en plus des conclusions des études éparses déjà réalisées par le CHUM. Les estimations des coûts de construction et de réalisation du nouvel hôpital et ceux de l'implantation des facultés des sciences de la santé sur le site Outremont n'atteignaient pas les sommes estimées par le CHUM.

Même la question des risques environnementaux de ce site, examinés à la demande de l'Université par la société SNC-Lavalin, dont les études sur le 1000 et le 6000 Saint-Denis étaient souvent citées, menait à des conclusions différentes. Après identification, quantification et évaluation des risques ferroviaires, routiers, industriels et d'infrastructure, cette société conclut, en effet :

> que le site de la cour de triage Outremont est aussi, sinon plus sécuritaire que le site du 6000 Saint-Denis, car les principales mesures de mitigations recommandées font déjà partie des aménagements et l'envergure du site permettra assurément l'optimisation du projet sans imposer de compromis pour la sécurité des usagers.

Et la société d'ajouter :

> On pourrait également conclure que globalement les risques relatifs de ce site sont comparables au site du nouveau CHUM au 1000 Saint-Denis mais, pour ce faire, plusieurs évaluations plus précises des risques de certaines activités demeurent à réaliser (comme la proximité du site 1000 Saint-Denis avec le tunnel de l'autoroute Ville-Marie, certaines industries et les voies ferrées du Vieux-

Port de Montréal à environ 600 mètres). De même, ces sites n'ont pas de données récentes sur les matières dangereuses qui transitent principalement par transport routier et également par voies ferroviaires[1].

C'est dire que les études que le ministre reçut à la fin de septembre 2004 ne traduisaient aucunement la position de l'Université sur le site optimal du nouvel hôpital universitaire, dont elle demeurait un partenaire, un acteur et un décideur clé. C'est de façon dispersée et dans des rapports de plus en plus conflictuels que le CHUM et l'Université de Montréal ont donc pénétré dans la zone la plus turbulente de l'histoire récente du CHUM.

L'automne 2004 : les premiers moments chauds d'une controverse publique

Le 16 octobre 2004, Pascale Breton écrivit dans *La Presse* un article intitulé « Intense lobby en faveur de la gare de triage d'Outremont ». Elle y soutenait, entre autres, qu'« appuyé par un noyau d'hommes d'affaires influents et par d'importants donateurs, le recteur de l'Université de Montréal, Robert Lacroix, pilote discrètement un projet en vue d'implanter le CHUM sur le terrain de l'ancienne cour de triage

---

1.   SNC-Lavalin, *Campus santé de l'Université de Montréal (CSUM). Démarche d'aménagement du CSUM en fonction de la vulnérabilité et de la sécurité du site de la cour de triage Outremont,* septembre 2004.

du Canadien Pacifique ». La journaliste citait ensuite un membre du conseil d'administration du CHUM, selon lequel « on se pose des questions parce que ça devient davantage lié à des intérêts d'ordre universitaire qu'à l'intérêt de la population ». Pire encore, cela se ferait derrière des portes closes, sans consultations publiques. Cet article, peut-être bien involontairement, venait de donner aux adversaires du projet Outremont et à ceux qui se joindraient à eux les trois arguments qui seraient repris par la suite pour noircir ce projet.

Reprenons les affirmations une par une. S'agissait-il à ce moment-là de lobbying de la part de Robert Lacroix, aidé d'un noyau d'hommes d'affaires et de nombreux gros donateurs ? La réponse est clairement non. En octobre 2004, la seule personne du milieu des affaires qui avait été et continuait d'être impliquée dans ce projet était Paul Desmarais père, qui aidait l'Université de Montréal dans ses négociations avec le CP tout en sachant que le projet avait le plein appui du premier ministre. Il jouait pour l'Université de Montréal un rôle nettement moindre que celui joué alors par l'ancien président-directeur général de l'Alcan, David Culver, et une brochette d'hommes d'affaires dans la conception, la promotion et la défense du projet de l'Université McGill sur la cour Glen. Dans ce cas, cependant, personne n'y avait jamais vu un puissant lobbying du principal et vice-chancelier de McGill. Ce que l'on voyait comme l'engagement normal de l'élite du milieu anglophone pour la défense des intérêts de son université devenait un méchant lobbying des puissants pour le projet de l'Université de Montréal.

Quant à Jean Coutu, qui avait rencontré Robert Lacroix pour défendre devant lui le projet Hôtel-Dieu et s'était, par la suite, rallié au projet Outremont, il n'intervenait en aucune façon avec le recteur de l'Université de Montréal dans la promotion du projet auprès des décideurs politiques. Pour ce qui est des donateurs, on ne sait vraiment pas de qui on parlait alors, puisque aucun ne gravitait dans l'entourage de Robert Lacroix dans le contexte de ce projet. Il est vrai qu'en janvier 2005 un important groupe du milieu des affaires prit position en faveur du projet Outremont. Mais cet appui vint pas moins de trois mois plus tard et dans un tout autre contexte, sur lequel nous reviendrons plus loin.

Penchons-nous maintenant sur la deuxième affirmation : le projet Outremont était davantage un projet universitaire, qui se ferait au détriment des malades. Il faut d'abord prendre le soin de noter que le CHUM est bel et bien le Centre hospitalier *de l'Université de Montréal,* comme le CUSM est le Centre *universitaire* de santé *McGill.* Que ces projets de grands hôpitaux universitaires, avec une vocation bien définie dans les diverses composantes de l'offre de soins, aient une dimension universitaire, cela va de soi. D'ailleurs, la densité de la composante universitaire y est requise pour garantir la qualité des soins ultraspécialisés, la capacité de formation de la relève professionnelle et le calibre international de la recherche qui s'y ferait.

L'Université ne peut contribuer à l'atteinte de ces objectifs qu'en assumant avec force, énergie et la plus grande compétence ses propres responsabilités pour le bien des populations et des patients que dessert le Centre hospitalier de l'Université de Montréal, et pour ceux non seulement de Montréal, mais de tout le Québec. En ce sens, qu'un centre hospitalier soit universitaire ne diminue en rien, bien au contraire, l'indissociable lien que de tels établissements construisent entre soins de grande qualité, enseignement et recherche dans les sciences de la santé.

Quant à la troisième affirmation, sur le fait que tout se faisait derrières des portes closes, il faut comprendre le rôle que jouait alors l'Université. Elle devait, avec l'autorisation du ministre lui-même et forte de l'appui du conseil d'administration du CHUM, faire le nécessaire, en collaboration autant que faire se peut avec le CHUM, pour que soit présenté au ministre de la Santé, et donc au gouvernement du Québec, un projet alternatif au 1000 Saint-Denis. Et cette démarche devait être complétée en quelques mois seulement. Ni le CHUM ni l'Université de Montréal n'avaient de mandat de consultations publiques à cet égard. D'ailleurs, le choix du 6000 Saint-Denis et la création de la SICHUM avaient été faits par le gouvernement précédent sans consultations publiques préalables. De même, le choix du 1000 Saint-Denis, recommandé par la commission Mulroney-Johnson mais grandement modifié ensuite par le ministre de la Santé, avait été fait sans aucune consultation publique formelle.

Le rôle de l'Université de Montréal et de son recteur dans le cas du projet Outremont était de faire en sorte, conjointement avec le CHUM, que le gouvernement du Québec ait accès au maximum d'informations pour faire le choix qu'il s'était réservé à lui seul. Si le gouvernement jugeait cette fois qu'une consultation publique était requise, il avait toute liberté de la faire lorsqu'il aurait le projet en main. Les rencontres que la direction de l'Université eut avec les décideurs politiques visaient à leur fournir les informations pertinentes et à défendre le projet le mieux possible. Les personnes rencontrées durant l'été et le début de l'automne 2004 furent essentiellement celles qui étaient touchées par un des aspects du projet, à savoir le ministre de la Santé, le premier ministre, le ministre de l'Éducation, le maire de Montréal et le ministre des Transports du gouvernement fédéral. Tous étaient des adultes expérimentés qui pouvaient évaluer à leur juste valeur les informations fournies par le recteur.

À l'automne 2004, il était déjà clair que les anciens parte-naires, le CHUM et l'Université, ne poursuivaient plus les mêmes objectifs. Pour l'Université de Montréal, compte tenu du travail déjà fait sur le projet Outremont, il s'agissait d'uti-liser l'ouverture consentie par le ministère de la Santé pour compléter au mieux les études déjà amorcées et présenter un projet le plus finalisé possible. Comme il s'agissait non seu-lement d'un projet d'hôpital, mais aussi du développement d'une technopole de la santé et du savoir, il y avait plusieurs composantes du projet qui ne relevaient pas de la responsa-bilité du CHUM, mais bien de celle de l'Université de Mont-réal. Enfin, l'Université poursuivait ses négociations avec le CP. Son objectif était d'arriver le plus tôt possible à donner une certaine garantie que le site pouvait être acquis par elle dans les délais les plus brefs et à un coût et des conditions acceptables. C'est tout cela que l'Université de Montréal vou-lait faire ressortir dans le projet Outremont.

Pour la direction du CHUM et une proportion impor-tante des membres de son conseil d'administration, il est probable que ce projet devenait trop un projet de l'Université de Montréal, sur lequel ils craignaient d'avoir de moins en moins de prise. Certains membres de ces instances, promoteurs en même temps d'un CHUM sis au 1000, rue Saint-Denis, faisaient feu de tout bois pour bien ancrer cette perception.

Tout nous porte à croire que le ministère de la Santé a eu le même genre de réaction à l'époque. Il fit comprendre à la direction du CHUM qu'elle devait affirmer son leadership et montrer que le CHUM était le maître d'œuvre du projet de nouvel hôpital universitaire. La direction du CHUM avait à l'évidence opté pour donner le plus de légitimité et de rigueur possible au « Scénario 1 + 2B », qui pouvait définitivement mener au choix du site Saint-Luc, si bien qu'il avait été jusque-là pratiquement impossible aux partenaires de jadis de s'entendre sur la sélection et les mandats à donner aux différents cabinets de consultants en ce qui a trait à l'étude du site Outremont.

Bien que le ministère de la Santé ait reçu, quelques semaines auparavant, les études comparatives du 1000 Saint-Denis et du site Outremont supervisées par le seul CHUM, il convoqua toutes les parties à une rencontre le 14 octobre 2004. Aux représentants du CHUM et de l'Université, dont Robert Lacroix et Louis Maheu, se sont joints pour l'occasion des représentants de l'Agence de la santé et des services sociaux de Montréal. Le sous-ministre de la Santé annonça un nouvel échéancier, soit le 15 novembre 2004, pour que le CHUM et l'Université soumettent conjointement des études supplémentaires relatives aux diverses caractéristiques de l'implantation éventuelle du nouvel hôpital universitaire et des facultés de sciences de la santé sur le site de la gare de triage Outremont. Ces études supplémentaires devaient bien entendu respecter le plan clinique du nouvel hôpital et les divers paramètres déjà connus. Le nouvel échéancier était fixé à la mi-novembre puisque le ministère de la Santé entendait saisir le Conseil des ministres du Québec d'une recommandation quant au site d'implantation du nouvel hôpital universitaire au plus tard à la mi-décembre 2004.

Les deux principaux partenaires s'étaient dotés d'un comité conjoint pour les suites à donner. Mais les ententes nécessaires pour éventuellement lancer quelques nouvelles études et surtout compléter et contrôler en commun celles qui étaient en cours de part et d'autre donnaient lieu à de longues discussions qui aboutissaient rarement à des opérations véritablement conjointes. Quelques démarches conjointes furent entamées, toutefois la direction du CHUM donnait de plus en plus l'impression de vouloir cibler des études qui montreraient les inconvénients de situer le CHUM sur le site Outremont. Pour sa part, l'Université de Montréal continuait dans la voie qu'elle s'était tracée. Elle entendait vraiment démontrer le grand intérêt du site Outremont pour actualiser son concept de technopole de la santé et du savoir dont la pierre angulaire serait le CHUM.

À la mi-novembre 2004, on apprit du côté du CHUM que les études supplémentaires attendues sur la cour de triage Outremont n'étaient pas complétées, mais le seraient vraisemblablement vers la fin novembre ou le début décembre 2004. Ce délai reportait inévitablement à plus tard toute décision plus sérieuse, alors que se continuaient des études portant sur la circulation et les stationnements, sur les infrastructures et leurs coûts prévisibles à faire assumer par les diverses parties.

Étaient aussi étudiées les synergies entre l'hôpital et le campus universitaire pouvant favoriser quelques économies. Cette synergie, convint-on également, n'était pas qu'une question financière, elle concernait aussi la qualité même d'un projet de technopole de la santé et du savoir localisée sur ce site. Enfin, furent à nouveau rapidement examinés, toujours pour le site Outremont, l'estimation des coûts totaux de construction, et parmi eux la fraction qui pouvait être considérée comme conjointe et les coûts plus spécifiques pour ériger l'hôpital lui-même.

Toujours à la mi-novembre 2004, on apprit également que tous les travaux visant l'installation du CHUM au 1000 Saint-Denis avaient, eux, été dûment menés à terme, à l'exception de ceux portant sur la transition durant la phase de construction. Puis, événement tout spécial, deux documents furent à ce moment mis en circulation. Le premier, daté de novembre 2004, qui ne fut jamais présenté et discuté au comité de planification du CHUM 2010, était un document de promotion très bien finalisé. Il portait fièrement le titre de *CHUM 2010 : un projet de société au cœur de Montréal* et présentait une vision de l'implantation du centre hospitalier sur le site unique du 1000 Saint-Denis. Et cette vision, contrairement à ce que le CHUM avait écrit au ministre de la Santé à peine quelques semaines auparavant, proposait l'implantation du centre hospitalier sur un site identifié à un « quartier santé-savoir ». Des montages photographiques mettaient bien en relief des espaces précis réservés aux facultés des sciences de la santé de l'Université de Montréal, et cela, malgré le fait que la direction du CHUM connaissait très bien la position de l'Université à cet égard : cette dernière refusait, on a expliqué pourquoi, de déplacer ses facultés de la santé au centre-ville. Pour être encore plus explicite, une bulle jouxtant ces montages photographiques précisait :

Dans cette perspective élargie de pôle santé-savoir, l'implantation du CHUM au 1000 Saint-Denis prendrait tout son sens et son importance, d'autant plus si le quartier accueille les facultés de la santé de l'Université de Montréal (médecine, médecine dentaire, sciences infirmières et optométrie).

Et le document de préciser encore que la réalisation du CHUM 2010 au 1000, rue Saint-Denis se ferait à même un budget bien ficelé s'élevant à 1,1 milliard de dollars — une enveloppe financière dont on disait bien rapidement (et sans l'explication plus précise à laquelle on pouvait s'attendre étant donné la perspective élargie de pôle santé-savoir) qu'elle comprenait absolument tous les paramètres du projet.

Mais, pour faire bonne mesure, compte tenu de l'aspect stratégique du document de présentation du site du 1000 Saint-Denis, était aussi mis en circulation du côté du CHUM un document préparé par l'Université de Montréal, datant déjà de la fin septembre 2004, qui présentait sommairement le projet de l'Université sur le site Outremont : *Créer et réaliser ensemble une Cité du savoir et de la santé en plein centre de Montréal.* Il s'agissait d'un document tout à fait préliminaire et qui, au début de l'automne 2004, ne pouvait intégrer ni les résultats des études les plus récentes faites sur le site Outremont ni les retombées plus précises découlant des dernières négociations avec le CP.

Coup de théâtre

Mais un stratégique coup de théâtre fut orchestré le 17 novembre 2004. Malgré ses tout récents appels à la confidentialité sur cette question, la direction du CHUM présenta publiquement en conférence de presse, cette journée-là, le même document — *CHUM 2010 : un projet de société au cœur de Montréal* — avant même qu'il ait été déposé au ministère de la Santé, qui avait commandé les études. Peut-on croire que ce coup de théâtre n'ait pas eu l'assentiment préalable du ministère de la Santé ?

L'automne 2004 fut donc des plus révélateurs quant à la position de la direction du CHUM sur la localisation du nouvel hôpital universitaire. Remettons les morceaux ensemble pour bien en reconstituer toute la cohérence.

Depuis le tout début du printemps 2004, avant même que furent connues les recommandations de la commission Mulroney-Johnson, la direction du CHUM, probablement de connivence avec le ministère de la Santé, s'intéressait au « Scénario 1+2B » relatif à l'implantation du CHUM au 1000 Saint-Denis. Tout au cours de l'été et des premières semaines de l'automne, elle avait soigneusement œuvré à produire les raisons devant justifier son option par des études étayant cette hypothèse, que le ministre de la Santé, lui, avait dénommée en juin 2004 le « Saint-Luc bis ». Et quand elle vit, à l'instar du ministre de la Santé d'ailleurs, que le projet de technopole de la santé et du savoir mis de l'avant par l'Université de Montréal retenait de plus en plus l'attention par son côté novateur adapté à la médecine universitaire du XXIe siècle, elle ne fit ni une ni deux. Elle récupéra ce concept et avança, sans aucun fondement sérieux, qu'il était possible et réaliste d'actualiser pareil projet de technopole sur le site du 1000 Saint-Denis — qui plus est, en entretenant la confusion puisqu'aucune précision supplémentaire n'était fournie quant à l'enveloppe budgétaire de 1,1 milliard pour le site Saint-Luc donnant vie à un « quartier santé-savoir ».

Cette enveloppe était supposément apte à financer intégralement tous les paramètres du projet à localiser au 1000 Saint-Denis.

La direction du CHUM et le ministère de la Santé avaient donc pris leur décision depuis longtemps. Bien avant que soient disponibles l'ensemble des résultats des études devant évaluer objectivement le potentiel du site Outremont, la direction du CHUM savait ce qu'elle voulait atteindre comme résultat final. On ne peut expliquer cette approche du président du conseil d'administration du CHUM et de sa direction que par un message clair qu'ils auraient reçu du ministère de la Santé, ce message étant qu'ils devaient d'abord et avant tout confirmer le choix du ministère, du ministre et de la commission Mulroney-Johnson, le 1000 Saint-Denis.

L'espoir entretenu par la direction de l'Université de Montréal que la direction du CHUM, compte tenu de la fermeté de ses positions passées, joindrait ses forces aux siennes pour défendre le projet Outremont et s'efforcerait de convaincre le conseil d'administration du CHUM de la justesse de son choix ne se matérialisait donc pas. Au contraire, la direction du CHUM et une bonne moitié de son conseil d'administration devenaient des défenseurs du 1000 Saint-Denis. Ils divulguaient même, comme nous le verrons dans un moment, une série d'informations préliminaires, partielles et confidentielles permettant d'attaquer le projet Outremont.

La date du 17 novembre 2004 représente donc un tournant majeur. Même si le conseil d'administration du CHUM n'avait jamais officiellement voté pour un autre site que le 6000 Saint-Denis, sa direction, inspirée par le ministère de la Santé, en avait décidé autrement, et l'avait de surcroît fait publiquement. D'ailleurs, la bataille publique et médiatique relative au site d'implantation du nouvel hôpital universitaire battait alors son plein. Comme par hasard, c'est à ce moment précis que vit le jour une coalition de groupes communautaires du centre-ville, du Conseil central Montréal métropolitain-CSN, des tables d'aménagement du Centre-Sud et de l'arrondissement Ville-Marie, qui lança un cri d'alarme pour le maintien du projet au 1000 Saint-Denis.

Et la même journée, le 17 novembre, la journaliste Kathleen Lévesque, en toute vraisemblance préalablement informée des développements de la journée, publia dans *Le Devoir* un article intitulé « Nouveau CHUM : la bataille reprend de plus belle ». Dans cet article, on revient sur le projet de l'Université de Montréal visant le site de la cour de triage et le « puissant lobbying » du recteur Lacroix. Est aussi souligné le « manque de transparence » relatif à ce projet, manque de transparence que vient confirmer une citation du maire d'Outremont, Stéphane Harbour. Ce dernier affirme avec aplomb qu'il n'a jamais entendu parler du projet et que tout se passe derrière des portes closes. Or, ce projet, qui par sa dimension et sa complexité relèverait éventuellement de la Ville-centre, avait été présenté au moins trois fois au maire Tremblay.

De plus, depuis la fin d'août 2004, une équipe dirigée par Sylvie Mercier, directrice de la mise en valeur du territoire et du patrimoine à la Ville de Montréal, analysait le projet. Avec ses collaborateurs, Robert Lacroix avait rencontré cette directrice et d'autres membres de son équipe le 10 septembre 2004. Enfin, le 12 novembre, à la suggestion du maire Tremblay, Robert Lacroix avait rencontré le maire Harbour lui-même et quelques-uns de ses collaborateurs. Il lui avait présenté ce projet, qu'il aurait dû déjà connaître compte tenu des nombreuses rencontres à l'hôtel de ville, et avait répondu à l'ensemble de ses questions. On comprendra l'étonnement de la direction de l'Université lorsqu'elle prit connaissance, le 17 novembre, des remarques du maire d'Outremont sur le fait qu'il ne savait rien du projet !

On doit avouer que la direction de l'Université n'avait pas anticipé une telle opposition au projet Outremont ni une mobilisation aussi grande pour la défense du 1000 Saint-Denis. En effet, rien de tel ne s'était produit au moment de l'annonce, quelques années auparavant, du choix du 6000 Saint-Denis alors qu'il impliquait le regroupement des trois hôpitaux du CHUM au coin de la rue Saint-Denis et du boulevard Rosemont. De plus, dans le cas du site Outremont, un des trois établissements constitutifs du CHUM demeurait au centre-ville avec 300 lits en tant qu'hôpital complémentaire, et le nouvel hôpital universitaire de 700 lits devait être construit au cœur même de la ville.

Les dirigeants de l'Université n'étaient pas les seuls à être surpris par ce mouvement d'appui au 1000 Saint-Denis, puisqu'au milieu du mois de novembre Robert Lacroix reçut un appel de Stéphane Bertrand, le chef de cabinet du premier ministre. Ce dernier lui exprima son inquiétude face à cette montée d'opposition. Il fut convenu que ceux qui croyaient au projet Outremont devaient se porter à sa défense et expliquer les raisons de leur choix, à commencer par l'Université de Montréal. La direction de l'Université décida donc de faire une conférence de presse pour rendre public le projet Outremont et répondre aux questions des journalistes. Cette décision allait à l'encontre du cheminement normal et attendu du projet, lequel était supposé être d'abord remis au ministre de la Santé, qui devrait décider des modalités de sa diffusion ultérieure. Mais la direction du CHUM et le président de son conseil avaient auparavant décidé, sûrement avec l'accord tacite du ministère de la Santé mais sans celui de son conseil et de l'Université de Montréal, d'outrepasser ce principe lorsqu'elle avait elle-même fait publiquement la promotion du projet du 1000 Saint-Denis. L'Université de Montréal se sentait donc dégagée de la règle de confidentialité initialement prévue.

La conférence de presse se tint le 24 novembre 2004. Accompagné des doyens des facultés du secteur de la santé et des études supérieures, Robert Lacroix présenta les divers aspects du projet : d'abord, les caractéristiques du site lui-même, sa superficie et son accessibilité en fonction des diverses clientèles du CHUM ; puis, la logique sous-jacente à l'insertion du CHUM dans un concept de technopole de la santé et du savoir, et les diverses composantes de cette technopole ; enfin, une série d'exemples du succès de cette formule au niveau international.

À l'exception de *La Presse*, où André Pratte publia un éditorial extrêmement favorable au projet, qu'il qualifia de « Baie-James de la santé », la réaction des médias écrits fut négative. Dans certains cas, elle fut même teintée de méchanceté et de procès d'intention. On sentait de plus en plus que bien d'autres enjeux que ceux reliés au projet lui-même jouaient un rôle quant à l'adhésion ou la non-adhésion des gens au projet Outremont. Cette impression se précisa par la suite, et nous en reparlerons plus loin.

À la suite de cette conférence de presse, Robert Lacroix participa à des rencontres éditoriales avec les journalistes des trois grands journaux montréalais, à savoir *La Presse, Le Devoir* et *The Gazette*. Le but de ces rencontres était de préciser différents aspects du projet Outremont et de répondre le mieux possible aux questions des journalistes. Ces rencontres furent cordiales, mais ne modifièrent en rien les opinions des opposants au projet Outremont du milieu médiatique.

À la fin novembre et dans les premiers jours de décembre 2004, des groupes prirent position en faveur du site Outremont. Plus de cent médecins spécialistes du CHUM, dont le directeur de la recherche, le Dr Pavel Hamet, publièrent une longue lettre expliquant les raisons de leur choix. L'ensemble des doyens des facultés du secteur de la santé et des études supérieures de l'Université de Montréal en firent tout autant. BIOQuébec, le réseau québécois des bio-industries et des sciences de la vie, appuya sans réserve le projet Outremont en disant qu'il s'inscrivait dans un courant européen et nord-américain qui avait fait ses preuves. Il semblait, toutefois, que tous ces gens compétents du milieu hospitalier, du milieu universitaire et du milieu de l'industrie biomédicale ne faisaient pas le poids devant une coalition qui, décidément, avait de l'assurance. Comme le mentionna Kathleen Lévesque dans un article publié dans *Le Devoir* du 2 décembre 2004, intitulé « Le milieu culturel veut l'hôpital au centre-ville », même les artistes appuyaient le projet du 1000 Saint-Denis.

Dans la première moitié du mois de décembre, la coalition de groupes communautaires du centre-ville, du Conseil central du Montréal métropolitain-CSN, des tables d'aménagement du Centre-Sud et de l'arrondissement Ville-Marie publia finalement deux documents pour bien camper sa position dans la bataille médiatique qui battait son plein. Le deuxième, daté du 13 décembre 2004, contenait un tableau comparatif précisant diverses caractéristiques des deux sites considérés, y compris des données financières quant aux coûts totaux de construction. Ces informations provenaient de documents confidentiels rendant compte des études de planification supervisées par le CHUM. À l'évidence, la coalition avait le bras long et était particulièrement bien informée. Elle avait un accès complet et rapide à des documents confidentiels uniquement détenus par la direction du CHUM et, dans certains cas, par les membres du conseil d'administration.

Toujours en décembre 2004, l'intervention la plus forte et la plus remarquée en faveur du projet Outremont fut incontestablement celle de l'ancien premier ministre du Québec Lucien Bouchard. Ce dernier avait demandé à rencontrer Robert Lacroix dans la semaine du 5 décembre pour discuter de la situation du CHUM. Il connaissait déjà très bien le projet, puisque le recteur avait pu en juillet 2004 lui en faire une présentation, comme nous l'avons mentionné antérieurement, lors d'une rencontre à l'hôtel de ville de Montréal. Dès cette présentation, d'ailleurs, Lucien Bouchard avait reconnu que ce projet devait être réalisé. Lors de la rencontre de décembre, l'ancien premier ministre avoua d'entrée de jeu à Robert Lacroix qu'il était complètement dégoûté par l'allure que prenait le débat sur le CHUM et le projet Outremont. Il y voyait beaucoup de procès d'intention, de positionnements essentiellement idéologiques et politiques, et un déni croissant de la valeur de l'expertise.

Lucien Bouchard trouvait la situation tellement grave et inacceptable que, pour la première fois depuis sa démission comme premier ministre, il pensait intervenir publiquement dans ce dossier. Pendant deux heures, il questionna le recteur Lacroix sur différents aspects du projet. Il demanda enfin de pouvoir examiner plus en profondeur un certain nombre de documents avant de prendre sa décision sur une éventuelle intervention.

Lucien Bouchard publia donc une longue lettre dans *La Presse*, le 16 décembre 2004, dans laquelle il soulevait finalement les mêmes questions que le CHUM et l'Université de Montréal avaient déjà posées au ministre quelques mois auparavant. Ces questions, on le sait, n'avaient reçu aucune réponse. Par ailleurs, à la lumière des événements plus récents dont il avait été témoin, il en rajoutait d'autres, dont celle-ci qui, cinq ans plus tard, au moment où nous écrivons ces lignes, reste tout aussi pertinente :

> Sommes-nous vraiment résignés à subir pendant des générations la comparaison d'un CHUM de compromis avec le complexe médical et hospitalier de McGill, déployé, lui, sur une superficie vaste et dégagée, totalement construit à neuf et agrémenté de verdure, conçu selon les normes les plus modernes et les plus exigeantes du continent ? Si oui, c'est un choix qu'on ne pourra reprocher qu'à nous-mêmes.

Un peu plus loin dans la lettre, l'ancien premier ministre explique pourquoi lui-même n'avait pas fait ce choix lorsqu'il était en fonction.

> Je peux bien le dire : je regrette que la localisation de la gare de triage d'Outremont n'ait pas été du nombre des options

considérées par l'étude de l'an 2000. Je suppose que personne n'imaginait alors que le CP puisse être persuadé de s'en départir.

Cette lettre eut un impact médiatique considérable.

Fin d'automne mouvementée et désaccord consommé entre le CHUM et l'Université de Montréal

Au début décembre 2004, les désaccords entre la direction du CHUM et l'Université de Montréal sur le rapport à transmettre au ministère de la Santé concernant le site Outremont avaient atteint leur paroxysme. L'objectif déclaré de l'Université de Montréal avait toujours été de présenter le rapport le plus complet et le plus convaincant possible sur le projet Outremont. Bien sûr, une série d'obstacles se dressaient comme dans tout projet d'une telle envergure et d'une telle complexité, mais des solutions existaient aussi.

La direction du CHUM voyait l'approche de l'Université comme un plaidoyer pour ce projet et s'y opposait en arguant que le rapport à soumettre, loin de présenter un plaidoyer, devait être strictement limité à quelques études sur des aspects techniques du projet. Cette règle qui valait pour le site Outremont n'était pourtant pas, loin de là, celle que la direction du CHUM avait elle-même suivie pour présenter, quelques jours plus tôt, soit le 17 novembre, sa vision du projet du 1000 Saint-Denis. Après de multiples tentatives pour trouver un compromis qui aurait été acceptable pour les deux parties, l'Université de Montréal en arriva à la conclusion qu'elle devait faire cavalier seul si elle voulait rendre justice à son projet.

De son côté, le CHUM réunit son conseil d'administration le 6 décembre 2004 pour l'informer, comme l'atteste le procès-verbal de cette réunion publique, des résultats des quelques études complémentaires qu'il avait commandées sur le site Outremont. Elles concernaient essentiellement la circulation routière autour du site, dont les potentielles difficultés estimées pouvaient être atténuées par des mesures classiques de mitigation ; elles contenaient aussi une révision à la hausse des coûts engendrés par les divers travaux d'infrastructure requis et, enfin, une synthèse comparant les deux projets, soit celui du 1000 Saint-Denis et celui de la gare de triage Outremont. Dans l'ensemble, ces nouvelles données modifiaient peu celles déjà communiquées au conseil et transmises au ministère de la Santé à la fin septembre 2004. D'ailleurs, le comité de planification du CHUM 2010 ne s'était pas réuni depuis la mi-novembre 2004 et n'avait donc pas revu ni discuté ces quelques éléments additionnels.

Ces études menées sous la responsabilité du CHUM n'intégraient pas les résultats des travaux effectués sur le site Outremont par l'Université. Ces derniers avaient pourtant été transmis à la direction du CHUM dans un rapport complet préparé par les experts embauchés par l'Université de Montréal. En fait, la direction du CHUM rejetait les conclusions de certaines études contenues dans ce rapport et contestait la facture même du rapport, préparé à la demande de l'Université. C'est comme si elle ne pouvait pas supporter la concurrence du deuxième site et préférait ne pas transmettre au ministère de la Santé les résultats de tout ce travail.

Comme le confirme le procès-verbal de la réunion publique du conseil du début décembre 2004, ce dernier ne put voter quelque recommandation que ce soit quant au site à privilégier. Il était connu que les membres de l'Université de Montréal participant à ce conseil ne verraient pas d'un bon œil toute recommandation en faveur du site du 1000 Saint-Denis, tout comme étaient connus les facteurs qui justifiaient le choix de la direction de l'Université et de ses représentants au conseil. Passée au vote au conseil d'administration du CHUM, une proposition favorable au 1000 Saint-Denis n'aurait reçu, pouvait-on présumer, l'appui d'aucune des personnes venant de l'Université.

Il fut donc décidé de transmettre au ministre de la Santé toutes les études réalisées par le CHUM et de réaffirmer, dans une déclaration visant à se rapprocher au maximum du consensus, les caractéristiques essentielles de tout projet visant à permettre au CHUM de réaliser ses missions. Les quelque dix caractéristiques énoncées incluaient celle de « favoriser l'installation d'infrastructures de l'Université de Montréal dans les secteurs de l'enseignement et de la recherche biomédicale à proximité du nouveau CHUM et de promouvoir la mise en commun des ressources et des expertises de chaque institution ».

Constatant que le CHUM ne transmettrait jamais les études préparées sous sa supervision, l'Université de Montréal envoya donc, le 7 décembre 2004, son propre rapport au ministre de la Santé, au bureau du premier ministre et au bureau de Daniel Johnson. Ce dernier avait en effet reçu au cours de l'automne un deuxième mandat du gouvernement, qui l'invitait à évaluer de façon comparative, sur la base de nouvelles études et données, le projet du 1000 Saint-Denis (lequel avait déjà recueilli son aval dans le rapport de la commission Mulroney-Johnson) et celui d'Outremont.

Daniel Johnson remit son rapport au ministre de la

Santé du Québec le 9 décembre 2004 : ce deuxième rapport
Johnson avait donc été rédigé sans tenir compte du document officiellement transmis par l'Université de Montréal.
Le contenu de ce dernier divergeait pourtant sensiblement
des informations et des données sur le site Outremont déjà
transmises par le CHUM et non avalisées par l'Université ; et
il divergeait aussi des données complémentaires que le
CHUM venait tout juste de transmettre. Cela s'explique aisé-
ment : l'Université avait de son côté mené des négociations
avec le CP, non seulement sur le coût d'acquisition d'une
bonne fraction des terrains composant ce site, mais aussi sur
sa configuration, notamment en ce qui concerne les voies
ferrées dûment en opération au moment où le terrain serait
rendu disponible. Elle avait de surcroît discuté avec le CP sur
les caractéristiques précises des matières qui pourraient
continuer à transiter par ce territoire dans le futur.

En outre, plus que tout autre intervenant, l'Université
connaissait les besoins en espace et en infrastructures de ses
propres facultés des sciences de la santé, de même que les
règles s'appliquant au financement public de telles installations. L'ancien premier ministre Johnson expliqua son com-
portement en disant qu'il avait reçu de la direction du
CHUM toutes les informations dont il avait besoin et qu'il
connaissait déjà le projet Outremont. Nous réaffirmons de
notre côté bien clairement que le rapport final de l'Université
de Montréal contenait des informations nouvelles, et surtout
toute la logique sous-jacente au développement et au financement de cette technopole de la santé et du savoir projetée
pour le site Outremont. C'est en partie pour cette raison,
d'ailleurs, qu'un comité d'experts, le comité Couture et
Saint-Pierre (dont il sera question dans le chapitre suivant),

fut créé pour refaire une évaluation comparative systématique des projets de CHUM visant les deux sites. On le verra,
ses conclusions divergèrent grandement de celles du
deuxième rapport Johnson.

Cet épisode douloureux consacra le divorce entre le
CHUM et l'Université de Montréal à propos du dossier du
nouvel hôpital. La stratégie du ministère de la Santé avait
parfaitement fonctionné : pas question qu'une coalition
entre l'Université de Montréal et le CHUM lui impose ses
vues. Pas question non plus que l'Université de Montréal
joue le même rôle que McGill dans la conception, l'élaboration et l'implantation de son nouvel hôpital universitaire. Ce
serait un bien mauvais exemple pour l'ensemble du réseau
des hôpitaux universitaires francophones, entièrement sous
le contrôle centralisateur et bureaucratique du ministère.

D'ailleurs, cette mainmise est telle que, sitôt nommé, un
nouveau ministre de la Santé a récemment pu faire une
déclaration publique provoquant le départ immédiat du
directeur général du CHUM. En effet, avant que le conseil
d'administration du CHUM et la direction de l'Université de
Montréal en aient été informés (ce sont pourtant des instances qui sont associées conjointement à sa sélection et à sa
nomination), le directeur général du CHUM était implicitement congédié. Pourrait-on imaginer un tel scénario dans le
cas du CUSM ?

Bref, le projet Outremont a fini l'année 2004 avec du
plomb dans l'aile. En effet, le rapport remis par Daniel Johnson au ministre de la Santé rejette le site et le projet Outremont, et confirme le choix qu'avait fait la commission
Mulroney-Johnson du 1000 Saint-Denis. Le commissaire
Johnson y tronque les perspectives de façon à discréditer le

projet Outremont tel que présenté par l'Université de Montréal. Au lieu que cette dernière réponde à la question : « Où devrions-nous construire l'hôpital qui doit contribuer au rehaussement de la médecine universitaire, en offrant la meilleure desserte possible aux clientèles existantes tout en comportant les dimensions d'enseignement et de recherche ? » Daniel Johnson soutient que l'Université, obnubilée par un site près de son campus principal et présentant des possibilités de synergie et d'expansion, s'est rendue coupable de poser le problème exactement à l'envers, en formulant la question : « Où devrions-nous croître ? »

Cette affirmation traduit une totale méconnaissance, voire un rejet simpliste de la conception avancée par l'Université d'une technopole de la santé et du savoir, mieux à même de servir les patients et les besoins de la médecine universitaire du XXIe siècle. Il est vrai, nous l'avons déjà souligné, que le commissaire Johnson a déposé son deuxième rapport quelques heures à peine après avoir reçu copie du document officiel que l'Université de Montréal lui avait fait parvenir. Elle y présentait pourtant pour la première fois de manière intégrale et compréhensive sa vision de l'implantation du CHUM et de ses facultés des sciences de la santé sur un site unifié en une technopole de la santé et du savoir à la place de la gare de triage Outremont. Ignorant cela, le deuxième rapport Johnson a donc repris pour le site Outremont essentiellement les mêmes arguments que ceux utilisés pour écarter le 6000 Saint-Denis, à savoir accessibilité réduite, risque à la sécurité, trame urbaine inappropriée et coûts trop élevés.

Ce rapport a évoqué, en outre, un nouveau critère : l'impact économique positif majeur que doit avoir le nouvel hôpital sur le centre-ville de Montréal. Pourtant, le commissaire Johnson prétendait qu'il était nécessaire que son second rapport reprenne exactement les critères (jamais remis en cause depuis, avance-t-il même) qu'il avait utilisés dans le rapport de la commission Mulroney-Johnson. Or, bien malin celui qui saurait trouver dans les 100 et quelques pages du rapport de la commission une seule ligne explicitement relative au critère d'un impact majeur sur le développement économique du centre-ville de Montréal, qui aurait prétendument justifié la recommandation du 1000 Saint-Denis comme site optimal du nouvel hôpital.

On peut s'interroger sur les raisons qui tout d'un coup ont poussé le commissaire Johnson à déclarer qu'il aurait eu dès le départ (à l'automne 2003, donc) pour mandat de choisir le site de l'hôpital universitaire en fonction du développement économique du seul centre-ville de Montréal. Ce que l'on sait par ailleurs, c'est que le ministre de la Santé, dans la partie qui se jouait à l'automne 2004 et au début de l'année 2005 entre la possibilité, à fort impact, d'une technopole de la santé et du savoir sise à Outremont et celle d'un centre hospitalier universitaire dans le centre-ville, cherchait à mettre toutes les chances de réussite de son côté en donnant comme directive au deuxième rapport Johnson que soit donnée priorité à ce critère tout à fait spécieux. Pourquoi l'impact du futur CHUM sur le développement économique et la revitalisation du centre-ville devint-il tout à coup si important? Pourquoi l'Université de Montréal aurait-elle maintenant comme mandat de contribuer au développement économique du centre-ville de Montréal alors que trois autres universités montréalaises y sont déjà? Mystère et boule de gomme…

Mais le ministre, lui, tient mordicus à cette idée, qu'il impose au commissaire de traiter dans son deuxième rapport. Il la défend avec verve, même si elle laisse pantois quiconque se demande pourquoi un centre hospitalier universitaire devrait avoir pareille vocation au détriment de ce pourquoi il devrait exister. À l'émission *Enquête* que Radio-Canada consacre au CHUM en janvier 2008, le ministre Couillard déclare en effet avec passion :

> Ce n'est pas acceptable de penser que l'Université de Montréal, la plus grande faculté de médecine en Amérique du Nord, va quitter le centre-ville de notre métropole, tant au point de vue de l'occupation de cette métropole qu'au point de vue du développement du centre-ville et de la métropole[2] !

Jamais personne à l'Université de Montréal n'a su que cet établissement avait une telle responsabilité. Et de quel droit un ministre de la Santé pouvait-il déclarer d'autorité qu'elle l'avait désormais ?

Appuyé sur pareilles bases, l'argumentaire du deuxième rapport Johnson, y compris son analyse des coûts totaux du projet intégrant l'hôpital et des facultés des sciences de la santé sur un même site, n'est pas plus étayé que celui développé dans le rapport Mulroney-Johnson. En somme, comme pour le 6000 Saint-Denis, le deuxième rapport

---

2. Propos du ministre Couillard tirés d'une entrevue diffusée à l'émission *Enquête,* « L'urgence d'attendre », Radio-Canada.

Johnson rejette le site Outremont à partir de bases extrêmement fragiles.

Pour ce qui est des coûts, à l'évidence le coût total de l'implantation de la technopole de la santé et du savoir sur le site Outremont était plus élevé que le coût de construction du seul hôpital au 1000, rue Saint-Denis. Sur une base comparable, toutefois, le coût de la construction de l'hôpital uniquement était un peu moins élevé sur le site Outremont que sur le site Saint-Luc. Quant aux composantes plus strictement universitaires de la technopole, l'Université soutenait que leurs coûts, augmentés éventuellement de l'inflation, seraient à terme pris en charge par l'établissement lui-même dans le contexte de son propre développement. C'est d'ailleurs ce qui se passe : l'Université de Montréal est devenue propriétaire du site Outremont et entend y ériger un complexe des sciences.

Le premier ministre n'ayant pu imposer sa vision des choses à ce moment précis, ce sont les hauts fonctionnaires qui imposèrent la leur dans le rapport du comité interministériel présidé par le sous-ministre de la Santé. Ce rapport rejetait lui aussi le projet Outremont sur des bases somme toute comparables à celles utilisées dans le deuxième rapport Johnson. On y mettait même en doute les besoins d'espace de l'Université de Montréal alors qu'en privé des fonctionnaires du ministère de l'Éducation reconnaissaient la validité des prévisions de l'Université et les carences de leurs propres méthodes prévisionnelles. On comprit alors ce que voulait dire la fameuse solidarité au sein de la machine gouvernementale dont avait parlé Pierre Lucier à l'automne 2004. En somme, la cote du projet Outremont était très basse. Deux rapports recommandaient au gouvernement de le rejeter.

Les groupes de pression du centre-ville, aidés par la plupart des médias, avaient bel et bien réussi à le démoniser en le décrivant comme le projet des bien nantis et des universitaires. En comparaison, le projet du 1000 Saint-Denis, lui, répondait bien sûr aux besoins du vrai monde. Le ministre de la Santé et son ministère soutenaient, de moins en moins discrètement mais de plus en plus efficacement, le 1000 Saint-Denis. Enfin, la popularité du premier ministre, qui croyait au projet, était en chute libre.

La rumeur voulait que le ministre de la Santé présente l'ensemble du dossier à une réunion du cabinet des ministres avant Noël 2004, avec la recommandation de retenir le 1000 Saint-Denis et de clore définitivement le projet Outremont. Ce ne fut pas le cas, et la décision fut repoussée après les fêtes. Que s'était-il passé ? Il est probable que le premier ministre ne s'était pas encore résigné à laisser tomber le projet de technopole de la santé et du savoir, auquel il croyait profondément. Ce n'était que partie remise, comme nous allons le voir au chapitre suivant.

8

Une controverse publique virulente : technopole ou centre hospitalier pour le CHUM ?

Comme nous venons de le constater, le projet de technopole de la santé et du savoir de l'Université de Montréal provoquait déjà beaucoup de réactions à la fin de l'année 2004. Et son itinéraire mouvementé n'allait pas se terminer dans des eaux plus tranquilles. Ce projet fut littéralement pris à partie lors d'une virulente controverse publique qui embrasa nombre de communautés et milieux québécois pendant plusieurs mois au tout début de l'hiver 2005.

Le lecteur découvrira dans ce chapitre toutes les composantes de ce qui constitue bel et bien une controverse publique. Nous établirons aussi la spécificité de cette dernière en mettant en relief les traits qui la singularisent. Au terme de ce chapitre, nous tenterons une réflexion plus large qui cherchera à identifier les facteurs déterminants et à cerner les rapports entre les différentes forces en présence dans cette dernière phase de l'histoire récente du CHUM.

La réalisation du nouveau CHUM n'est en rien une histoire achevée. Ce nouveau CHUM, dont la fin de la construction fut d'abord planifiée pour 2006, puis reportée à 2010,

n'a pas encore connu l'allégresse de la toute première pelletée
de terre. Nous ferons donc rapidement le point dans le chapitre qui suivra sur l'état d'avancement actuel de ce projet
d'ériger le nouveau CHUM au 1000 Saint-Denis.

Des prises de position de plus en plus polarisées

Reprenons donc le fil des événements : l'année 2005 débuta
comme celle de 2004 avait fini. Le débat sur l'implantation
du nouvel hôpital universitaire était toujours aussi présent
dans l'univers des grands médias. Les interventions de personnes d'horizons divers et aux positions divergentes s'accumulaient. Depuis un moment, la bataille médiatique faisait
rage, et la polarisation entre le 1000 Saint-Denis et le site de
la gare de triage Outremont s'accentuait. Dans ce concert
de voix discordantes, les partisans du concept d'une technopole de la santé et du savoir localisée sur le site Outremont
n'avaient pas encore complètement perdu pied.

Dans un premier temps, au contraire, ils donnèrent à
certains égards l'impression de gagner du terrain, forts de
l'appui potentiel de certains décideurs sociopolitiques. Plusieurs des adversaires les plus féroces de cette option
décriaient de plus en plus une alliance qu'ils jugeaient mal-
saine entre personnages puissants des milieux de la politique
et de l'économie. Ces derniers, selon eux, tramaient en sour-
dine l'installation de la technopole de la santé et du savoir sur
le site Outremont. En pareille circonstance, comme c'est
devenu la règle, des voix évoquèrent la théorie du complot
pour contester mieux encore des prises de position qui
n'étaient pas les leurs. Pour plusieurs, l'argument clé ne por-

tait plus sur le fond, mais sur la forme : les convergences entre des forces considérées comme suspectes et ourdissant supposément en catimini un complot aussi secret qu'inadmissible ne pouvaient qu'augurer le pire.

Et si, à l'instar d'autres acteurs, certains intervenants de ces milieux sortaient du silence pour prendre publiquement position, leur geste même, au-delà des arguments qu'ils mettaient alors de l'avant, était l'objet des plus vives critiques. Événement emblématique à cet égard : la publication le 5 janvier 2005 d'une longue lettre ouverte au premier ministre signée par une trentaine d'hommes d'affaires parmi les plus importants et les plus respectés au Québec et dans le monde, appuyant avec enthousiasme la construction du nouveau CHUM à Outremont. Plusieurs des opposants à ce projet virent là la preuve de ce qu'ils avançaient depuis un bon moment : la présence d'un complot et l'action du lobbying des bien nantis qui cherchaient, injustement et dans le mépris des règles démocratiques, à influencer la décision gouvernementale à venir.

Mais voyons l'histoire, pourtant toute simple, de cette lettre. Comme nous l'avons dit précédemment, aucune personnalité du milieu des affaires, à l'exception de Paul Desmarais père, ne s'était impliquée avant la mi-décembre 2004 dans l'un ou l'autre des aspects du projet Outremont. Nous présumons que ces personnes suivaient, comme tout le monde à Montréal, l'actualité et le débat du CHUM, qui y prenait une place démesurée. Dans la première semaine du mois de décembre, Hélène Desmarais, qui s'était intéressée au projet Outremont comme à une suite logique des travaux et recommandations de différents comités dont elle avait fait partie dans le domaine de la santé et des entreprises biotechnologiques, signala à Robert Lacroix qu'elle était convaincue que le milieu des affaires était en général favorable au projet Outremont et qu'il était souhaitable que cela soit connu.

Il fut rapidement convenu que la meilleure façon de le faire serait de publier une lettre ouverte au premier ministre. Encore fallait-il qu'un nombre important de personnalités du milieu des affaires acceptent d'être associées à cette intervention publique, dont les plus connues. Quelques personnes de ce secteur, tels Rémi Marcoux et Guy Savard, aidèrent Hélène Desmarais à faire un premier sondage auprès d'un groupe important de leurs collègues, après leur avoir fait parvenir le projet Outremont tel qu'il avait été soumis au gouvernement par l'Université. Les réactions furent extrêmement positives et les appuis plus nombreux que prévu. Un projet de lettre fut alors préparé et soumis aux membres de ce groupe durant les fêtes pour que cette lettre puisse être publiée dès la rentrée.

Ce geste d'une trentaine de personnes, parmi les plus importantes du milieu des affaires, fut très mal reçu par les défenseurs du 1000 Saint-Denis, y compris les médias, qui voyaient là une pression indue des bien nantis. L'appui donné au 1000 Saint-Denis par les dirigeants de nombreux groupes communautaires du centre-ville, des dirigeants et ex-dirigeants de centrales syndicales, un groupe d'artistes et d'autres encore était accepté et positivement médiatisé. Mais le même geste devenait carrément inacceptable si un groupe de personnes du milieu des affaires, à qui on demandait de contribuer à hauteur de plus de 200 millions de dollars au financement du CHUM, osaient joindre leur voix à celle des médecins du CHUM, des facultés de la santé de l'Université de Montréal et de sa direction, des représentants

du secteur des biotechnologies et de l'industrie pharmaceutique, des dirigeants d'agences subventionnaires de la
recherche universitaire, des nombreux spécialistes qui
s'étaient penchés sur la question, de Montréal International,
qui venait de déposer, en concertation avec les compagnies
pharmaceutiques et biotechnologiques, un plan de développement de ces secteurs à Montréal, etc.

Pourquoi? Ces gens étaient-ils moins compétents que
des représentants des milieux communautaires, syndicaux
et artistiques pour juger de la qualité et de l'opportunité du
projet? Avaient-ils moins à cœur l'intérêt des patients, de la
population et du Québec? Devaient-ils appuyer un projet et
contribuer à son financement les yeux et la bouche bien fer-
més? Si invraisemblable que cela puisse être, cet appui du
milieu des affaires et le travail inlassable d'Hélène Desmarais
pour promouvoir dans tous les milieux ce projet majeur
pour Montréal et le Québec eurent probablement un effet
négatif sur l'acceptation du projet Outremont par la population et les milieux politiques.

La scène médiatique des débats et des prises de position
en faveur d'un site ou de l'autre s'anima encore un peu plus
le 6 janvier. Ce jour-là, le maire de Montréal tint une conférence de presse pour faire connaître sa position dans le dossier du CHUM, dossier hautement stratégique pour le développement de la ville dont il était le premier magistrat.
Malgré le fait que la question de l'emplacement était débattue depuis des mois, voire des années, le maire ne s'était en
effet pas encore prononcé publiquement sur ces deux projets, largement connus pourtant des intervenants politiques
et de l'opinion publique de sa ville. Tous les acteurs mobilisés
par ces projets, de même que les tenants de la scène média-

tique, attendaient donc avec impatience cette prise de position. D'autant plus que Pierre Bourque, chef de l'opposition
à l'hôtel de ville et ancien maire, avait déjà appuyé sans
réserve le site Outremont.

L'Université de Montréal avait d'ailleurs collaboré avec
les hauts fonctionnaires de la Ville en leur fournissant, depuis
septembre 2004, toutes les données, anciennes et nouvelles,
leur permettant de bien informer le maire et de préparer sa
prise de position. Ces gens avaient aussi travaillé durant les
vacances des fêtes pour finaliser la préparation de la conférence de presse du maire. Au tout début du mois de janvier 2005, Arnold Beaudin, le haut fonctionnaire de la Ville
qui avait coordonné le tout, informa Robert Lacroix que le
maire allait mettre en valeur l'intérêt du projet de l'Université de Montréal et donner son appui au site Outremont.
Cela ne faisait que confirmer les signaux implicites que
l'Université avait déjà reçus du maire et de son entourage sur
son adhésion au projet Outremont.

La veille de ladite conférence de presse, on informa
cependant Robert Lacroix que le maire appuierait le projet
de l'Université de Montréal, mais ne se prononcerait pas sur
le site Outremont. Désarroi et incompréhension s'abattirent
sur l'équipe de fonctionnaires qui avait travaillé d'arrache-
pied jusqu'à la dernière minute pour préparer cette conférence de presse. Robert Lacroix décida de contacter le maire
avant son intervention pour lui exprimer sa surprise et son
incompréhension. La réponse du maire fut que le choix du
site relevait du gouvernement du Québec et qu'il préférait ne
pas être trop explicite à cet égard, et que les gens qui savent
lire entre les lignes comprendraient bien quelle était finalement sa position.

Effectivement, tout le monde se demanda pourquoi le maire n'avait pas été au bout de sa logique lors de sa conférence de presse en disant explicitement qu'il appuyait le site Outremont. Bien sûr, la décision ultime relevait du gouvernement du Québec, mais la partie se jouait à Montréal, et les conséquences de pareille décision pour cette ville étaient tellement importantes que la direction de l'Université n'a jamais compris cette retenue du maire.

Bien que les prises de position publiques, en faveur cette fois du 1000 Saint-Denis, ne se fussent pas vraiment atténuées durant cette période, la direction du CHUM manifestait de l'inquiétude quant au soutien que recevait dans certains milieux le projet de technopole sise à la cour de triage d'Outremont. Elle prenait ombrage de ce que certaines critiques, injustifiées selon elle même si peu nombreuses, étaient formulées à l'égard du site dont elle avait fait publiquement la promotion aussi récemment qu'à la mi-novembre 2004. Tant et si bien que le 6 janvier 2005, toujours sans que le conseil d'administration du CHUM se soit prononcé en faveur d'un site ou de l'autre, le président du conseil, Patrick Molinari, convoqua la presse. Étant donné les « prises de position publiques des uns et des autres dans le dossier visant pour l'essentiel à discréditer le projet du 1000 Saint-Denis », il était normal pour le président du conseil de consacrer sa conférence de presse à montrer « l'excellent travail accompli et la rigueur démontrée par les gens qui ont œuvré à la planification du CHUM sur le site Saint-Denis » et les attributs positifs du 1000 Saint-Denis pour recevoir le nouvel hôpital et des facultés des sciences de la santé de l'Université.

Or le même jour, les membres du conseil d'administration du CHUM provenant de l'Université de Montréal dénoncèrent publiquement cette intervention faite alors même que le conseil n'avait pas encore opté en faveur de quelque site que ce soit. Ils critiquèrent également l'affirmation du président selon laquelle le projet du site du 1000 Saint-Denis accueillerait les facultés des sciences de la santé de l'Université et rappelèrent que l'Université avait expliqué publiquement que le déménagement au centre-ville de ses facultés des sciences de la santé n'était pas souhaitable, car il nuirait aux synergies scientifiques déjà établies entre ces facultés, d'autres facultés de son campus central et son réseau de la recherche biomédicale.

Un rebondissement politique inattendu

Le 7 janvier, le premier ministre et le ministre de la Santé annoncèrent la création d'un comité de deux experts, Guy Saint-Pierre et Armand Couture. On lui confia le mandat de procéder à un examen rigoureux et comparatif des projets d'implantation du CHUM au 1000, rue Saint-Denis et à Outremont. Le gouvernement demanda au comité de lui faire part de ses remarques et analyses dès le début du mois de février. Les six enjeux suivants devaient y être étudiés :

— la couverture des besoins en soins hospitaliers ;
— l'insertion du nouveau CHUM dans l'organisation des soins de santé sur l'île de Montréal et dans la région de Montréal (la clientèle qui sera desservie par rapport aux besoins, les nouveaux équipements de soin, d'enseignement et de recherche, l'insertion du CHUM par rap-

port au territoire des réseaux universitaires de McGill et de Montréal);

— la synergie et les développements futurs résultant d'un regroupement du CHUM avec les facultés des sciences de la santé de l'Université de Montréal, l'enseignement et la recherche et développement des technologies en santé (en fonction des besoins manifestés par l'Université de Montréal et de ceux qui ont été évalués par le ministère de l'Éducation);

— la sécurité de l'implantation proposée (sécurité environnementale, sécurité reliée aux activités industrielles avoisinantes) compte tenu de la nature stratégique du projet;

— l'accessibilité du site proposé, en termes d'infrastructures de transport (réseaux routiers, transport en commun);

— les investissements requis, ainsi que les incertitudes reliées à certains des coûts projetés (notamment en matière d'infrastructures urbaines et de transport) devront faire l'objet d'un avis de la part des deux experts[1].

Pourquoi le gouvernement Charest prend-il à ce moment-là pareille position? De toute évidence, le premier ministre du Québec n'avait pas encore abandonné un projet

---

1. Armand Couture et Guy Saint-Pierre, *Rapport Couture–Saint-Pierre. Analyse de deux propositions concernant l'implantation du futur Centre hospitalier de l'Université de Montréal (CHUM) et/ou d'une technopole de la santé et du savoir à Montréal*, février 2005, p. 9-10; Gouvernement du Québec, communiqué de presse du 7 janvier 2005.

qu'il avait déjà fortement appuyé. Des articles de journaux parus le lendemain citaient d'ailleurs le premier ministre Charest invoquant la nouveauté du dernier projet en lice, celui d'une véritable technopole de la santé et du savoir, pour expliquer la décision gouvernementale. Le premier ministre se permettait même d'ajouter : « Avant, on avait un projet et plusieurs sites. Là, il y a deux projets sur différents sites[2]. »

Le comité avait évidemment accès à l'ensemble des études réalisées sur les deux sites, y compris celles faites par la SICHUM. De plus, deux spécialistes ayant une profonde connaissance des dossiers vinrent se joindre au comité, le Dr Georges L'Espérance, consultant et antérieurement membre du personnel de la SICHUM, et Jules Larouche, vice-président de la Corporation d'hébergement du Québec.

Le comité devait en somme apporter des réponses aux nombreuses questions soulevées au cours des mois précédents sur les deux projets, et particulièrement sur le projet Outremont. Les deux membres du comité étaient des personnes éminemment compétentes, très expérimentées et d'une intégrité reconnue. En effet, Guy Saint-Pierre et Armand Couture sont deux ingénieurs qui ont été impliqués, comme hauts responsables, dans une foule de grands projets, autant au Québec qu'à l'étranger. Tous deux jouissent d'une grande réputation au niveau national et international. À ce stade de leur vie respective et compte tenu de cette réputation acquise sur près de cinquante ans de car-

---

2.   Louise-Maude Rioux Soucy, « CHUM : non plus deux sites, mais deux projets. Charest mandate deux experts pour cibler le site optimal du superhôpital », *Le Devoir*, 8 janvier 2005, p. A8.

rière, aucun n'avait intérêt à fausser la réalité pour plaire à un premier ministre et vivre, par la suite, avec les conséquences de recommandations non fondées.

Pourtant, la mise en place du comité et la nomination de MM. Couture et Saint-Pierre furent accueillies, dans la plupart des médias, avec un cynisme rarement vu. Ce cynisme était la conséquence du scepticisme ambiant envers toute expertise, que nourrissait un débat devenu depuis un bon moment de plus en plus strictement politique, voire idéologique. Pour certains, il était clair que le club des nantis était finalement parvenu à placer deux des siens dans le comité nommé par le gouvernement du Québec pour évaluer les deux projets. De là à suggérer que les dés étaient pipés, il n'y avait qu'un pas, que certains ont bien vite franchi. Heureusement, cela n'empêcha pas les deux experts en question de faire leur travail avec tout le professionnalisme qui avait caractérisé leurs travaux antérieurs.

La réémergence médiatique d'un thème bien connu : la sécurité du site Outremont, cette fois

Pendant que le comité Couture–Saint-Pierre était occupé à remplir son mandat, incluant l'examen des risques environnementaux relatifs au site Outremont, une série d'articles dans *La Presse* mettaient déjà sérieusement en cause la pertinence même de construire un hôpital sur ce site. À l'origine de ce questionnement : les problèmes potentiels de sécurité qui découlaient du trafic ferroviaire, dont le transit de matières dangereuses sur le site. Les questions ainsi soulevées étaient légitimes. Elles s'appuyaient essentiellement sur une étude qui avait été réalisée, à la demande du CHUM, par le cabinet Dessau-Soprin. Bien que confidentielle et très embryonnaire, cette dernière avait trouvé son chemin pour aboutir dans les médias.

Nous avons déjà fait mention de cette étude. Rappelons qu'elle consiste essentiellement en une identification des risques, ce que le cabinet Dessau-Soprin n'a jamais dissimulé. Ce type d'étude est considéré comme préliminaire et est généralement suivi d'une démarche plus exhaustive d'évaluation et de quantification des risques, puis d'une analyse rigoureuse des possibilités d'atténuation et de mitigation des risques évalués. Et ce n'est qu'à la suite de ces démarches plus exhaustives et compréhensives que l'on peut vraiment porter un jugement averti sur les risques potentiels d'une situation donnée. Or, l'étude de Dessau-Soprin ne pouvait en aucune façon être rangée dans la catégorie des études exhaustives.

Elle ne pouvait donc pas mener à des conclusions définitives et solides quant à la caractérisation du site Outremont du point de vue de l'évaluation des risques. Le cabinet Dessau-Soprin clarifia d'ailleurs cela lui-même en s'adressant directement aux auteurs de ces articles, dans une lettre qui leur fut envoyée après que le cabinet eut pris connaissance des propos avancés sur la base de son étude[3]. Malheureusement, le mal était fait, non seulement dans l'opinion publique, mais aussi auprès de certains décideurs au sein du

---

3. Le cabinet Dessau-Soprin fit de même auprès des experts Couture et Saint-Pierre lorsqu'ils s'enquérirent du statut de leur étude. Voir le *verbatim* de la commission parlementaire.

CHUM qui passaient bien vite aux conclusions négatives, même mal fondées, en ce qui a trait au site Outremont.

L'Université de Montréal avait été, dès le départ, tout à fait consciente que cette question de la sécurité du site devait être traitée avec la plus grande rigueur possible. Il n'était pas question d'imposer aux patients du CHUM une sécurité moindre que celle caractérisant le 1000 Saint-Denis. La question avait été largement débattue lors du choix du 6000 Saint-Denis, principalement à cause des voies ferrées traversant les espaces urbains en question, et l'Université savait que cette question se poserait à nouveau à propos du site Outremont.

Évidemment, pour plusieurs, il était étonnant que l'on soulève une telle question alors que des dizaines de milliers de citoyens vivaient depuis des décennies, et sans problèmes, le long de ces voies ferrées. Les villes avoisinantes permettaient encore des développements immobiliers majeurs de plus en plus près des voies ferrées, dont des résidences pour personnes âgées en perte d'autonomie et une clinique médicale avec salles d'opération, sans jamais soulever la question de la sécurité des citoyens. Les plaintes que l'on formulait à propos de la gare de triage Outremont portaient habituellement sur le bruit et sur la laideur du site, mais jamais sur les risques environnementaux encourus par les citoyens vivant à proximité. Ceci dit, une même catégorie de risques peut avoir une incidence différente s'ils concernent les patients d'un hôpital, à cause de leur plus grande vulnérabilité et, pour un certain nombre, de leur très faible mobilité.

L'Université de Montréal demanda donc aux spécialistes de la sécurité du cabinet SNC-Lavalin, qui sont reconnus parmi les grands experts en la matière au Canada et avaient fait les études pour le 6000 Saint-Denis, d'examiner les risques du site Outremont. Ils devaient évaluer les risques identifiés, les quantifier et proposer, le cas échéant, les mesures d'atténuation qui rendraient le site Outremont au moins aussi sécuritaire que le 1000 Saint-Denis ou tout autre site sur l'île de Montréal. Dans le chapitre précédent, nous avons évoqué une version considérée alors comme préliminaire de cette étude, version déposée en septembre 2004, laquelle se démarquait déjà des conclusions de l'étude partielle de Dessau-Soprin déposée à peu près à la même date.

Mais les travaux du cabinet SNC-Lavalin, pour être vraiment exhaustifs et complets quant à la caractérisation, à la quantification et à la mitigation éventuelle des risques environnementaux tant du 1000 Saint-Denis que de la gare de triage Outremont, exigeaient des compléments d'analyse. Cette étude, nettement plus exhaustive et compréhensive, et employant une méthodologie rigoureuse pour les deux sites considérés, ne fut vraiment achevée, dans le cas de la gare de triage Outremont, que dans les toutes premières semaines de l'année 2005. L'Université de Montréal, qui avait commandé la partie de cette étude portant sur la gare de triage Outremont, avait déjà été informée au début du mois de décembre 2004 des principales conclusions. Les résultats définitifs de l'étude sur le 1000 Saint-Denis ne furent quant à eux connus qu'au tout début du mois de février 2005.

Rappelons au passage que le second rapport du commissaire Johnson, portant celui-là sur les mérites respectifs des sites 1000 Saint-Denis et Outremont, fut déposé au gouvernement le 9 décembre 2004. Ce rapport mentionne explicitement les risques liés à la sécurité, entre autres facteurs, pour discréditer le site Outremont, malgré qu'il ait été rédigé et déposé bien avant la finalisation des études les plus exhaustives à ce jour des risques environnementaux caractérisant les deux sites.

La version la plus complète et définitive de l'évaluation des risques réalisée par le cabinet SNC-Lavalin, celle officiellement datée du début de 2005, est celle qui fut remise au comité Couture et Saint-Pierre. Cette même version fit ensuite l'objet d'une présentation du cabinet SNC-Lavalin au début du mois de mars 2005, en commission parlementaire. La présentation en question couvrait aussi l'évaluation des risques relatifs au site du 1000 Saint-Denis, que venaient tout juste de terminer les spécialistes de SNC-Lavalin. Ces derniers concluaient leur examen de la sécurité du 1000 Saint-Denis et du site Outremont de la façon suivante :

> Notre conclusion est simple : les deux sites à l'étude sont sécuritaires pour l'implantation du centre hospitalier de l'Université de Montréal, en appliquant des pratiques reconnues en matière de gestion des risques. Ça n'aidera sans doute pas la commission à faire son choix, mais à notre avis, les facteurs de vulnérabilité et de sécurité des deux sites ne sont pas discriminants pour faire la sélection. Chaque individu peut être plus ou moins sensible à un facteur de risque ou à un autre. Notre démarche a visé à objectiver l'analyse en référant à des relevés quantitatifs des sources de risques, en établissant des scénarios normalisés et alternatifs pour mesurer les conséquences d'accidents potentiels, en déterminant quels risques étaient intolérables et lesquels étaient gérables, et en recommandant les mesures de correction et de prévention éprouvées pour la gestion des risques. Notre jugement professionnel et une

philosophie de bon père de famille nous a amenés à adopter une approche déterministe quant à certains risques, et à se servir des probabilités quand nous savions le risque gérable de façon raisonnable. *Une approche déterministe rigide amènerait à disqualifier les deux sites. Une approche déterministe rigide amènerait à disqualifier l'île de Montréal au complet pour l'implantation d'un centre hospitalier universitaire*[4].

Pour rétablir un certain nombre de faits sur la question de la sécurité et de l'accessibilité du site Outremont, Robert Lacroix donna une deuxième conférence de presse le 1er février 2005. Il y présenta les principaux résultats de l'étude de SNC-Lavalin sur la sécurité et ceux de la firme CIMA+ sur l'accessibilité du site et l'impact sur la circulation environnante de l'installation du CHUM à la gare de triage Outremont.

Dans un contexte où la bataille médiatique battait son plein à propos du site optimal pour l'implantation du nouvel hôpital universitaire, les informations favorables au site Outremont n'arrivaient pas à se démarquer dans les médias. L'opposition de certains à ce site semblait se nourrir d'une remise en cause de l'intérêt même d'une technopole de la santé et du savoir telle que défendue par l'Université, option qui avait séduit de nombreux intervenants de plusieurs milieux. Difficile de convaincre ceux qui ne veulent pas

---

4.   Sommaire de l'étude de SNC-Lavalin déposée en commission parlementaire, p. 54-55. Les caractères italiques sont des auteurs du texte.

entendre. Et très rapidement revint en première page des grands journaux l'affirmation selon laquelle le site Outremont n'avait que des défauts. Et pendant tout ce temps, aucun journaliste n'examinait les inconvénients majeurs, y compris du point de vue de la sécurité, que pouvait présenter le 1000 Saint-Denis. Ces inconvénients étaient pourtant évidents et apparaissent maintenant au grand jour.

Un rapport exhaustif et systématique vite poussé hors des feux de la rampe

Le 2 février 2005, Armand Couture et Guy Saint-Pierre remettent, tel que convenu, leur rapport au premier ministre et au ministre de la Santé. Avant même que le rapport ne soit rendu public, *Le Devoir* lui consacre, dans son édition du 3 février, un article synthèse sous la manchette : « Le choix des experts : Outremont ».

Ce rapport, malheureusement rendu public beaucoup plus tard, concluait avec force :

> Le projet optimal est celui qui regroupe le nouveau CHUM avec la faculté de médecine et d'autres composantes universitaires sur un même site, dans le but de créer une technopole de la santé et du savoir. Le site optimal de ce projet est le site Outremont, par sa superficie suffisante et par sa synergie avec les activités universitaires[5].

---

5.   Armand Couture et Guy Saint-Pierre, *Rapport Couture–Saint-Pierre*, chapitre 11, « Réponses aux six questions du mandat », p. 89.

Les commissaires ajoutent :

> Les dernières données, d'une part, et l'option de l'Université de Montréal, conclue en décembre 2004, d'acheter le site de la cour de triage d'Outremont avec l'engagement du Canadien Pacifique de détourner du même site les matières dangereuses ont modifié sensiblement les critères de sélection du site.

Mentionnons que, après avoir formulé clairement leurs conclusions, les experts Couture et Saint-Pierre rappellent de façon succincte que celles-ci découlent tout naturellement des réponses qu'ils ont apportées aux six questions clés qui leur furent posées :

1) La configuration et la localisation recommandées assurent-elles la couverture des besoins en soins hospitaliers ?

Sur ce point, les experts rappellent d'abord que le nombre de 1 000 lits fait consensus pour l'un et l'autre des sites envisagés, avec une distribution de 700 lits pour le nouvel hôpital universitaire et de 300 lits pour un hôpital complémentaire au centre-ville, soit l'hôpital Notre-Dame. Après examen détaillé de la question, ils ne voient pas de fondement objectif au prétendu déficit de 125 lits pour le centre-ville avancé par l'Agence de la santé et des services sociaux si un CHUM de 700 lits devait être localisé sur le site Outremont. Et les experts de rappeler qu'au moment où était déposé, fin 2003, le projet CHUM 2010 à implanter au 6000, rue Saint-Denis, ni l'Agence ni le CHUM n'avaient émis l'avis que l'offre de lits pour le centre-ville était insuffisante. Pourtant, la redistribution proposée du total de 1 000 lits y était alors tout à fait similaire : 700 lits pour le nouvel établissement universitaire et 300 lits pour l'hôpital complémentaire du centre-ville.

2) *La configuration et la localisation recommandées assurent-elles l'insertion du nouveau CHUM dans l'organisation des soins de santé sur l'île de Montréal et dans la région de Montréal, soit :*

a. la clientèle desservie par rapport aux besoins (proximité, deuxième et troisième niveaux) ;
b. les nouveaux équipements de soins, d'enseignement et de recherche par rapport aux équipements existants ;
c. l'insertion du nouveau CHUM par rapport aux territoires des réseaux universitaires de McGill et de Montréal ?

L'insertion d'un CHUM situé au 1000, rue Saint-Denis comme celle d'un CHUM à Outremont sont reconnues satisfaisantes par rapport à ces critères. Cette dernière localisation, de plus, rapproche le CHUM de composantes clés du Réseau universitaire intégré de l'Université de Montréal (RUIS) — qui comprend le CHUME-Sainte-Justine et plusieurs centres hospitaliers affiliés : Institut de cardiologie de Montréal, hôpital Maisonneuve-Rosemont, hôpital du Sacré-Cœur, Institut de réadaptation —, avec un effet neutre sur le RUIS de McGill, mais une synergie satisfaisante avec le CUSM, le Centre universitaire de santé McGill. Et sur le site Outremont, le CHUM répondra correctement aux besoins de proximité. Il y gardera son bassin de desserte existant et se

rapprochera même des endroits à forte densité de population de son bassin de desserte pour les soins tertiaires. Outremont est aussi le seul site qui offre à court terme une synergie
importante entre la faculté de médecine et l'hôpital, avec des
retombées cruciales pour l'enseignement et la recherche en
sciences de la santé.

*3) La configuration et la localisation recommandées assurent-elles la
synergie et les développements futurs résultant d'un regroupement du
CHUM avec les facultés des sciences de la santé de l'Université de Montréal, l'enseignement et la recherche et développement des technologies en
santé (en fonction des besoins manifestés par l'Université de Montréal et
de ceux qui ont été évalués par le ministère de l'Éducation) ?*

Les experts notent d'entrée de jeu combien le concept d'une
technopole de la santé et du savoir est un concept porteur
pour le développement économique de Montréal et du Québec. Recevant le soutien de plusieurs intervenants, dont
Montréal International au nom des principaux acteurs du
secteur pharmacologique et biomédical du Québec, sa réalisation demeure cependant dérangeante pour plusieurs. Mais
ces deux experts n'en concluent pas moins que ce concept est
réalisable sur le site d'Outremont dans le respect des
contraintes budgétaires applicables. Ils notent toutefois que
des contraintes relatives aux infrastructures municipales et
de zonage devront faire l'objet d'une attention particulière
et être contrôlées avec la collaboration de la Ville de Montréal. Ils estiment en revanche qu'une technopole semblable
au centre-ville n'est pas réalisable dans les conditions
actuelles. En effet, les aménagements requis autour et au-

dessus de l'autoroute Ville-Marie seraient particulièrement onéreux, et l'Université trouve inacceptable une technopole éloignée du reste de ses installations.

4) *La configuration et la localisation recommandées assurent-elles la sécurité de l'implantation proposée (sécurité environnementale, sécurité reliée aux activités industrielles avoisinantes), compte tenu de la nature stratégique du projet ?*

Des études de sécurité, d'abord qualitatives puis quantitatives, dites de pointe, et achevées pour le site Outremont dans les jours où les experts déposèrent leur propre rapport concluent que les deux sites sont acceptables du point de vue de la sécurité environnementale et de la sécurité reliée aux activités industrielles et aux matières dangereuses. De plus, les experts rappellent que le Canadien Pacifique a convenu — engagement confirmé à nouveau en janvier 2005 — de ne plus transporter les matières les plus dangereuses sur la voie adjacente à ce site si le CHUM s'y implantait.

5) *La configuration et la localisation recommandées assurent-elles l'accessibilité du site proposé, en termes de transport (réseaux routiers, transport en commun) ?*

Objet de plusieurs études, l'accessibilité des deux sites ne présente pas de difficultés importantes. Des mesures de mitigation peu coûteuses apportées aux réseaux de transport en commun et aux artères routières suffiraient pour accommoder le trafic généré. Les améliorations à apporter aux sys-

tèmes de transport en commun, contrairement aux améliorations locales réalisées sur les sites mêmes, ne devraient pas,
selon les experts, revenir aux projets à l'étude.

*6) Quel est l'avis de l'analyse sur les investissements requis, ainsi que les
incertitudes reliées à certains coûts projetés, notamment en matière
d'infrastructures urbaines et de transport ?*

Premier constat des experts : en appliquant les mêmes
normes de qualité et de quantité d'espaces, les coûts proposés sont tout à fait comparables pour les deux sites (environ
1,35 milliard de dollars) pour le seul volet CHUM. Les coûts
de rénovation de sections de l'hôpital Saint-Luc étant sous-
évalués, et ces coûts étant souvent supérieurs à ceux de
constructions neuves, les experts recommandent de ne pas
recourir à des rénovations dans le cas du site du 1000 Saint-
Denis. Ils déplorent aussi que le coût des stationnements
sous les bâtiments du 1000 Saint-Denis dépasse les coûts
normalement acceptés pour de telles constructions et que les
coûts de transition pendant la construction sur un site en
opération ne soient ni estimés ni inclus dans aucune analyse.

Dans le cas où le site Outremont, qu'ils recommandent,
serait retenu, les experts estiment que les coûts de développement du site doivent être partagés également entre le
CHUM, l'Université et les autres utilisateurs ; certains d'entre
eux peuvent être soumis à des programmes gouvernementaux appropriés, notamment du gouvernement fédéral en ce
qui a trait au déplacement de voies ferrées. Quant au volet
strictement universitaire du site Outremont tel que planifié
en deux phases successives, il génère des coûts jugés raison-

nables pour lesquels l'Université doit monter un programme de financement selon les règles adoptées. De plus, il permet d'envisager des économies pour des espaces communs partagés par les partenaires de la technopole.

Il n'est pas sans intérêt de montrer à quel point les deux experts avaient vu juste. D'abord, en 2006, l'Université de Montréal a acquis la gare de triage. Ensuite, des négociations, qui traînèrent en longueur surtout à cause d'une grande instabilité au niveau du gouvernement fédéral, menèrent à l'annonce, le 3 septembre 2009, d'un investissement de 120 millions de dollars de la part des gouvernements du Canada et du Québec et de la Ville de Montréal pour la viabilisation du site Outremont. Cet investissement est présenté comme étant inévitable pour effacer cette plaie béante du tissu urbain montréalais et créer un environnement de savoir et d'innovation exceptionnel. C'est exactement l'argumentaire qui avait été développé par l'Université de Montréal dans la présentation de son projet et repris par les experts Couture et Saint-Pierre dans leur rapport. Mais au début de l'année 2005, dans le contexte d'un débat qui était devenu essentiellement politique et ouvert, même, à bien des divagations idéologiques, l'évidence et le bon sens n'arrivaient pas à se frayer un chemin dans la prise de décision. Notons toutefois que la réalité a rattrapé ceux qui s'évertuaient à nier l'évidence.

Les experts Couture et Saint-Pierre, en ce qui a trait aux risques généraux encourus pour la réalisation de ces deux projets distincts, concluent :

Les risques reliés à la réalisation des deux projets sont évalués et indiquent que, pour le site 1000 Saint-Denis, la construction en sous-sol et adjacente à un hôpital en exploitation représente un risque moyen à élevé, alors que pour le site Outremont, les risques sont plutôt ceux d'un grand projet, comme ceux reliés au développement du site, au degré souhaité d'acceptation par la population avoisinante et au changement de zonage, alors que les risques reliés à la construction sont négligeables[6].

Force est de constater que le jugement formulé par Couture et Saint-Pierre au sujet du site de la gare Outremont, selon lequel il s'agit du choix optimal, l'a été après un examen exhaustif de la problématique d'une technopole de la santé et du savoir réunissant sur un même site le CHUM et les facultés des sciences de la santé de l'Université. Les experts font en outre largement état, dans leur rapport et ses diverses annexes, des arguments détaillés, des analyses critiques d'études et de données, ainsi que des entretiens avec certains experts clés qui ont guidé leurs réflexions vers la formulation des conclusions citées.

L'Université de Montréal et l'ensemble des partisans du site Outremont voyaient ainsi confirmé par deux experts l'intérêt du projet qu'ils défendaient depuis près d'un an. Sans présumer de la suite des choses, ils pouvaient au moins se réjouir à la pensée que le projet qu'ils avaient promu avait du sens.

Les premières semaines de février 2005, qui suivirent le dépôt du rapport Couture–Saint-Pierre au gouvernement,

---

6.   Armand Couture et Guy Saint-Pierre, *Rapport Couture–Saint-Pierre,* p. 89.

furent particulières. D'abord, il avait été convenu avec les deux experts qu'ils feraient une conférence de presse le lendemain du dépôt pour rendre public leur rapport et répondre aux questions des journalistes. Cette approche transparente visait à donner aux experts la chance de présenter et d'expliquer leurs recommandations et de répondre aux nombreuses questions que ne manqueraient pas de poser les journalistes. À la suite de cette conférence de presse, il devait y avoir des discussions lors du caucus des députés du Parti libéral et au Conseil des ministres. L'annonce du projet et du site retenus, à savoir une technopole de la santé et du savoir sur le site Outremont, serait faite par le premier ministre et le ministre de la Santé dans les jours suivants.

Ce scénario était tellement prévisible que, pour préparer la communication de cette annonce de première importance, le cabinet du premier ministre avait formulé une requête auprès de l'Université de Montréal. Une semaine avant le dépôt du rapport des experts Couture et Saint-Pierre, l'Université accepta de libérer son directeur des communications pour qu'il puisse aider les autorités politiques du Québec à préparer et à coordonner le tout. La direction de l'Université de Montréal en avait donc conclu que le sort en était jeté et que le projet Outremont serait incessamment entériné par le gouvernement du Québec.

La veille de la conférence de presse programmée, les deux experts reçurent un appel du cabinet du premier ministre les informant que la conférence de presse était annulée et qu'ils ne devaient faire aucun commentaire public sur leur rapport jusqu'à nouvel ordre. Les rumeurs de tensions entre le premier ministre et le ministre de la Santé s'amplifièrent. Ce dernier aurait même menacé de démissionner si l'on choisissait le site Outremont. On parlait aussi de tensions dans le caucus libéral et au Cabinet, au sein desquels le ministre de la Santé, plus populaire à ce moment-là que le premier ministre, se serait fait de nombreux alliés. Il y avait sûrement des tensions fortes, puisque nous avons appris récemment qu'une semaine avant le dépôt de leur rapport les experts Saint-Pierre et Couture rencontrèrent le ministre Couillard pour lui en donner en primeur les grandes lignes, à savoir le choix du site Outremont pour l'implantation d'une technopole de la santé et du savoir. Le ministre, visiblement dérangé par ces recommandations, leur aurait dit que ce n'était pas lui qui annoncerait une telle décision. En somme, avant même de prendre connaissance du rapport, le ministre en rejetait les conclusions.

Probablement pour réduire cette tension, on demanda à l'Université de Montréal et au CHUM de présenter leurs projets respectifs au caucus montréalais des députés libéraux, ce qui fut fait le 7 février. On laissa aussi entendre à Robert Lacroix qu'il serait utile qu'il rencontre un certain nombre de ministres importants pour bien expliquer le projet de technopole de la santé et du savoir à Outremont. Il en rencontra donc six entre le 3 et le 6 février, et il réalisa à quel point ils étaient peu et souvent mal informés de l'ensemble du dossier CHUM. Tout cela se produisait sans que l'on sache vraiment ce qui se passait entre le premier ministre et le ministre de la Santé, le caucus libéral et le Conseil des ministres. On sentait bien qu'une partie de bras de fer était en cours et que le premier ministre, compte tenu de sa faible cote de popularité à ce moment, ne maîtrisait plus très bien la conduite de ce gros véhicule politique.

Un débat public qui gonfle, gonfle... et une commission parlementaire invraisemblable

Le 11 février 2005, la direction de l'Université apprit, en même temps que l'ensemble de la population, qu'une commission parlementaire examinerait brièvement l'ensemble du dossier pour faire ses recommandations au gouvernement. Tous les documents relatifs aux deux sites, incluant le rapport Couture et Saint-Pierre et le deuxième rapport Johnson, seraient rendus publics juste avant cette commission parlementaire. Ne comprenant plus où tout cela allait, Robert Lacroix communiqua avec le cabinet du premier ministre. On lui dit alors que cette commission était nécessaire pour le cheminement du ministre Couillard vers le projet Outremont, mais que tout irait bien. La date de la commission parlementaire fut finalement fixée au 28 février, avec des séances les 1er, 2 et 3 mars 2005.

Pendant tout ce temps, la bataille médiatique roulait toujours tambour battant. Des articles de journaux donnaient de plus en plus de témoignages du fait que la direction du CHUM ne cessait de dénigrer le projet Outremont, alimentant ainsi les nouvelles du jour. Et toujours rien de substantiel n'était dit sur les problèmes importants qui affectaient le site du 1000 Saint-Denis. Déjà alors, de très sérieuses difficultés caractérisaient pourtant ce site. Au moment où nous écrivons ces lignes, on admet enfin qu'il est plus économique de démolir complètement Saint-Luc plutôt que de le rénover, et ce, alors qu'un des arguments majeurs en faveur du 1000 Saint-Denis, martelé avec grande assurance par ses principaux défenseurs, était précisément les coûts plus faibles résultant du recyclage d'une partie du vieil hôpital, qui en auraient fait le seul projet à entrer dans les balises financières imposées par Québec.

De nombreux experts s'étaient pourtant déjà prononcés sur cette question, et aucun ne croyait que la rénovation du vieil hôpital réduirait à ce point les coûts totaux du projet. Le rapport Couture–Saint-Pierre qui venait d'être déposé adoptait clairement la même opinion. Malgré tous ces facteurs des plus problématiques liés au site du 1000 Saint-Denis, seules défrayaient la chronique la sécurité du site Outremont, l'entente secrète que l'Université négociait avec le CP, les coûts dits astronomiques du projet Outremont, la prétendue difficulté d'accès de ce site, etc.

Et, bien sûr, à ce moment crucial, l'éclairage qu'aurait dû jeter sur toutes ces questions un point de vue d'experts, soit le rapport Couture–Saint-Pierre, manquait au débat. On avait fait en sorte qu'il demeure secret jusqu'à la veille de la commission parlementaire et ne puisse justement influencer les féroces discussions en cours dans les médias.

Dans un tel contexte, il aurait été normal, pour nourrir un débat public de qualité, que le rapport soit rendu public et que les experts puissent répondre aux questions des journalistes. D'autant plus que Couture et Saint-Pierre avaient signé un rapport qui, cette fois, reposait sur les toutes dernières informations et études à propos du site de la gare de triage Outremont. Le débat s'est alors poursuivi sur la base, entre autres, d'insinuations malveillantes quant à la partialité des experts. On remettait notamment en cause, voire rejetait prématurément, des conclusions présumées auxquelles en seraient arrivés les signataires de ce rapport, conclusions déjà très partiellement et rapidement évoquées par certains journalistes. Dans les circonstances, on forçait l'Université à défendre son projet sans pouvoir utiliser les constats et recommandations de ce rapport d'experts. Implicitement, mais peut-être pas inconsciemment, on faisait ainsi la partie belle aux opposants au projet Outremont.

Dans ces premières semaines de février 2005, le débat commençait aussi à déborder le strict milieu montréalais. Comme par hasard, le titre, « Les maires de l'est du Québec s'inquiètent du dossier CHUM » couronna un article de la Presse canadienne. Puis, ce fut au tour du maire de Québec de déclarer solennellement au *Soleil* qu'il craignait qu'il ne reste rien pour les besoins de 1,4 milliard de dollars de la région de Québec. Le recteur de l'Université Laval dit pour sa part nourrir les mêmes craintes pour les budgets d'immobilisation des universités. Et le bouquet, finalement : les régies régionales, toujours en connexion très étroite avec le ministère de la Santé, entrèrent elles aussi dans la danse. Elles clamèrent en cœur : *Trop pour Montréal et rien pour les régions.* Bizarre que l'escalade des coûts du 1000 Saint-Denis et du CUSM depuis 2005 n'ait pas soulevé les mêmes prises de position hors de Montréal et dans les régies régionales.

Le synchronisme de ces nombreuses interventions ne nous frappa pas sur le coup. Ce n'est qu'au moment de la commission parlementaire que nous avons réalisé que pendant deux semaines on avait, en haut lieu, très bien préparé la démolition en règle du projet Outremont — démolition déjà en cours et qui allait gagner encore en puissance.

À une semaine de la commission parlementaire, le premier ministre annonça un remaniement ministériel, mais laissa Philippe Couillard au ministère de la Santé. Comment pouvait-on expliquer ce geste ? Il y avait deux interprétations possibles. Soit le ministre Couillard avait accepté le choix du premier ministre, et la commission parlementaire légitime-rait l'option que ce dernier préférait ; soit le ministre de la Santé avait forcé le premier ministre à abandonner le projet Outremont. Dans ce dernier cas, la commission qui allait se tenir avait un mandat tout tracé : démolir définitivement le projet Outremont, ce qui viendrait légitimer le revirement du premier ministre. Jusqu'au moment où la commission parlementaire entama ses travaux, on crut que la première interprétation était la bonne.

Un premier bras de fer eut lieu au moment des prépara-tifs de la commission parlementaire. La prise de décision concernait un projet à tel point déterminant pour Montréal, le Québec tout entier et l'Université elle-même que pour cette dernière il était essentiel de prendre en compte les vues et arguments de certains groupes particulièrement au fait de cet enjeu. Elle tenta donc, mais sans succès, de les faire ins-crire aux travaux de la commission. Le ministère de la Santé avait la main sur cette liste et arrêta, vraisemblablement en fonction de ses objectifs et de son plan stratégique, le choix final des intervenants.

Les intervenants clés, bien sûr, étaient le CHUM, l'Uni-versité, Daniel Johnson, Armand Couture et Guy Saint-Pierre, l'Agence de la santé et des services sociaux de Mont-réal et diverses instances du CHUM (conseil des médecins, dentistes et pharmaciens, table des chefs de département et comité des usagers). Se sont aussi ajoutés certains interve-nants dont les témoignages étaient attendus, soit les sociétés Chemin de fer Canadien Pacifique et SNC-Lavalin, et un groupe de chercheurs de l'Université de Montréal. Ces der-niers venaient de réaliser des travaux pertinents sur l'acces-sibilité du site Outremont en fonction des besoins en santé et en lits d'hospitalisation de la région métropolitaine de Montréal, travaux dont les conclusions en dérangeaient plusieurs. Étaient aussi à l'agenda la Ville de Montréal, l'arrondissement Mont-Royal, l'Agence métropolitaine de transport de Montréal, le Collège des médecins du Québec et l'Ordre des infirmières et infirmiers du Québec. Les positions déjà arrêtées et connues de beaucoup de ces intervenants ne furent finalement que confirmées. Quant aux autres, restait à savoir si et comment ils parviendraient à se démarquer.

Comme il s'agissait de l'hôpital universitaire de l'Université de Montréal, la direction de l'Université avait demandé que les doyens des facultés de la santé soient reçus, que le directeur de la recherche du CHUM ait droit de parole et qu'un représentant des quelque 500 médecins du CHUM qui appuyaient le projet de l'Université vienne expliquer leur position devant la commission. De plus, comme le projet de l'Université en était un de technopole de la santé et du savoir, la direction de l'établissement pensait qu'un éclairage utile pourrait être donné par BIOQuébec, Montréal International, les représentants de l'industrie pharmaceutique montréalaise et Univalor, l'organisme de valorisation de la recherche de l'Université. Le ministère de la Santé ne retint aucune de ces demandes.

La direction de l'Université a quand même préparé sa propre intervention à la commission parlementaire en supposant que la rigueur, les faits objectifs et la rationalité domineraient ces quatre jours de présentations et de discussions. Pour rappeler l'appui au projet Outremont des médecins du CHUM et celui des facultés de la santé de l'Université, un groupe important de médecins de cet hôpital et les doyens des facultés de la santé avaient décidé d'être présents pour la présentation de l'Université de Montréal, même si on ne leur avait pas permis de prendre la parole. Robert Lacroix était aussi accompagné par deux membres de la direction de l'Université, Alain Caillé, responsable de la recherche, et Louis Maheu, responsable des études supérieures.

Grande fut la surprise de la direction de l'Université de Montréal quand elle pénétra dans le salon rouge du parlement, où se tenait cette commission. Dans une pièce privée à l'entrée du salon rouge était confortablement installée ce qu'on appelle en jargon des communications la *war room* du CHUM. S'y trouvaient la direction du CHUM, le président du conseil d'administration, d'autres membres de ce conseil favorables au 1000 Saint-Denis, une firme de communication externe appelée en renfort, le service de communication du CHUM et d'autres conseillers. Nous avons alors compris que la partie ne serait absolument pas celle que nous avions anticipée.

L'horaire des auditions avait été constitué de telle sorte qu'après les remarques préliminaires du ministre l'Université de Montréal présentait le projet Outremont. Cette présentation était suivie de celle du projet 1000 Saint-Denis par le CHUM, ce qui complétait la première journée d'audiences. La direction de l'Université tenta de faire la présentation la plus convaincante possible. Mais à la période de questions, elle comprit que le débat démocratique et objectif que le ministre de la Santé venait tout juste de garantir pour les travaux de cette commission prendrait finalement une tout autre tournure.

Dès ces premiers moments, en effet, commença une entreprise systématique et unilatérale de remise en cause du réalisme du projet Outremont, de la justesse de ses coûts, de l'importance des bénéfices attendus, de la possibilité de respecter les échéanciers fixés pour compléter le projet. En somme, aucune question ne permettait au recteur de l'Université de Montréal de vraiment mettre en évidence la pertinence pour les collectivités montréalaise et québécoise et pour l'Université elle-même du projet de technopole de la santé et du savoir implanté sur le site de la gare de triage Outremont. Aucune question non plus pour établir sa valeur comparative par rapport au projet visant le site du 1000 Saint-Denis.

La direction de l'Université était estomaquée, puisqu'on lui avait laissé entendre que la majorité des députés du gouvernement dans cette commission étaient favorables au projet Outremont. Du côté de l'opposition, Mme Marois, membre de la délégation du Parti québécois à cette commission, avait déjà ouvertement déclaré son appui au projet Outremont, et d'autres membres de cette délégation, Nicolas Girard et Sylvain Simard, avaient annoncé que, s'ils auraient préféré le 6000 Saint-Denis, à choisir entre le 1000 Saint-Denis et le site Outremont ils préféraient ce dernier. Quant à l'ADQ, son chef s'était déjà prononcé pour Outremont, position que défendait aussi sa députée, Sylvie Roy, membre de cette commission.

Louise Harel, qui était la porte-parole officielle de l'opposition à la commission et qui appuyait le 1000 Saint-Denis, accapara la plus grosse part du temps de parole imparti à l'opposition. Le ministre Couillard en fit presque autant, et les députés libéraux qui prirent la parole ne firent qu'enfoncer davantage les clous que le ministre avait plantés dans le cercueil du projet Outremont. Le ministre fut particulièrement agressif envers l'Université de Montréal, remettant en cause l'ensemble des données fournies par l'établissement, lesquelles provenaient des travaux de nombreux experts sur les coûts, la sécurité, l'échéancier et l'accessibilité du site.

La direction de l'Université présuma alors que les deux projets et leurs protagonistes respectifs seraient soumis à des questionnements également rigoureux. Selon cette logique, des experts reconnus pour leur compétence joueraient par la suite leur rôle pour rétablir un certain nombre de faits et permettre d'accéder à des choix réfléchis et fondés. L'Université dut se rendre à l'évidence que ce ne serait pas le cas lorsqu'elle constata avec quel empressement le ministre accepta les réponses apportées à ses questions sur le projet du 1000 Saint-Denis. Il alla même, à la fin de la présentation de la direction du CHUM, jusqu'à qualifier d'excellentes les réponses de ses représentants, même si la plupart de ces dernières ne correspondaient en rien aux constats détaillés, rigoureux et critiques formulés par les experts Couture et Saint-Pierre.

En somme, l'implantation du CHUM au 1000, rue Saint-Denis semblait avoir d'emblée toutes les qualités voulues. Aucun questionnement sérieux sur la justesse de ses coûts ; sur le réalisme d'une option combinée de rénovations dites peu coûteuses et d'une construction neuve ; sur le sérieux de l'échéancier pour un projet si complexe à réaliser sur un terrain du centre-ville abritant un hôpital devant demeurer en opération ; sur les coûts des diverses phases de transition d'un hôpital maintenu actif à des établissements neufs et rénovés ; sur les possibilités d'expansion du site pour le futur ; sur la hauteur plutôt inquiétante des bâtiments pour atteindre les surfaces requises ; sur l'absence de tout plan directeur clinique adapté à un centre hospitalier qui devait être construit selon des caractéristiques particulièrement contraignantes ; sur les surprises inéluctables et le dépassement prévisible des coûts pour une construction aussi complexe à réaliser en plein centre-ville et sur des terrains pour la plupart déjà densément occupés.

L'absence de soutien à ce projet de la majorité des médecins et chercheurs du CHUM, des facultés de la santé et de la direction de l'Université de Montréal n'occasionnait pas l'expression de la moindre inquiétude. Il s'agissait pourtant là de la construction du nouvel hôpital pour les missions assumées par l'Université de Montréal, justement, soit les missions relatives à l'enseignement des sciences de la santé, au soutien et au traitement de patients relevant de la médecine universitaire et à la recherche biomédicale.

Non, tout le monde semblait accepter sans questions sérieuses la présentation de la direction du CHUM disant que le projet, soit le fameux scénario combinant une construction neuve à des rénovations de parties de l'hôpital existant, débuterait en octobre 2005 et serait terminé à l'automne 2010. Qui plus est, dans le respect intégral des balises financières fixées par le gouvernement. La connivence était évidente entre le ministre et Mme Harel. Leur choix était le 1000 Saint-Denis, et les audiences de la commission étaient menées en conséquence. On sait maintenant, à peine quatre ans plus tard, avec quelle force la réalité s'est chargée d'établir comment cet examen du projet du 1000 Saint-Denis en commission parlementaire avait été outrancièrement complaisant. La vive impression que nous avions que les dés étaient pipés d'entrée de jeu fut clairement confirmée le lendemain matin à la lecture des journaux, et en particulier de la chronique « Une cause entendue », de Michel C. Auger dans *Le Journal de Montréal*. Ce journaliste d'expérience y écrivait :

> Il y a des signes qui ne mentent pas dans une commission parlementaire. Comme lorsque les députés du gouvernement sont unanimes à exprimer des doutes sur un projet. C'est pourtant ce qui est arrivé, hier, à la commission parlementaire.
>
> Sans exception, tous les députés libéraux qui ont questionné le recteur de l'Université de Montréal, Robert Lacroix, avaient des questions qui soulevaient des objections et des doutes quant au site Outremont.
>
> Aucun n'a posé le genre de question douce qui aurait permis au recteur de faire la promotion de son projet. Aucun n'a permis au recteur de faire une comparaison favorable de son projet avec celui du 1000 Saint-Denis. Aucun n'a ouvertement appuyé l'Université de Montréal dans la guerre des experts qui sévit dans ce dossier.

Le mardi 1er mars était réservé aux experts qui s'étaient penchés sur les deux projets pour faire leurs recommandations, à savoir les ingénieurs Couture et Saint-Pierre et l'ancien premier ministre du Québec Daniel Johnson. S'ajoutaient, en dernière partie de séance, les experts du cabinet SNC-Lavalin qui avaient étudié la sécurité des deux sites.

Armand Couture et Guy Saint-Pierre avaient fait leur travail à la demande du premier ministre et du ministre de la Santé. À l'évidence, le ministre Couillard n'était pas heureux du tout des conclusions de ces deux experts, qui recommandaient, après une comparaison rigoureuse des deux projets, le projet Outremont. Dans le mémoire qu'ils ont déposé à la commission et les propos qu'ils y ont tenus, Couture et Saint-Pierre rappellent que la technopole de la santé et du savoir comprenant le CHUM est un concept porteur pour la région de Montréal et le Québec tout entier. Ses importantes retombées pour la recherche et le développement, notent-ils, ont amené Montréal International et l'industrie pharmaceutique et biomédicale du Québec à en favoriser l'implantation sur le site Outremont. Ils ajoutent d'ailleurs que les coûts additionnels causés par l'inclusion de la composante universitaire seraient à terme partie intégrante d'un programme de développement immobilier de l'Université. Mais dans le contexte d'une technopole à fort rendement sur une longue période pour la collectivité, ces coûts sont encore plus acceptables. Voici les termes exacts dans lesquels ils ont achevé leur présentation devant les membres de la commission parlementaire :

> En résumé, bien que chaque site offre des avantages et des inconvénients, le site Outremont est jugé optimal et est recommandé pour les raisons suivantes :
> — Avec un hôpital universitaire de 700 lits et un hôpital général de 300 lits sur le site de l'hôpital Notre-Dame, les besoins hospitaliers de la population seront satisfaits.
> — Compte tenu des engagements récents et précis entre l'Université de Montréal et le Canadien Pacifique, le site Outremont est acceptable du point de vue de la sécurité.
> — Outremont est le seul site qui permet d'envisager à court terme une synergie importante entre la faculté de médecine et l'hôpital universitaire, avec des retombées

importantes pour l'enseignement et la recherche en sciences de la santé.

— Outremont est le seul site qui offre des garanties de succès à la réalisation d'une technopole importante au Québec capable de cristalliser la réputation de Montréal dans les sciences de la santé tout en favorisant le rapprochement avec les initiatives fort probables du secteur privé.

— Avec des normes de qualité équivalentes et des espaces équivalents, le site Outremont ne coûtera pas plus cher, tout en présentant des risques moindres liés aux imprévus et à la complexité de la réalisation du projet. Néanmoins, tel que mentionné ailleurs dans le rapport, le site Outremont présente des difficultés particulières lors de l'assemblage du site et de son zonage.

Les experts Couture et Saint-Pierre jugeaient aussi que l'Université de Montréal avait fait une évaluation correcte des coûts. Était également considéré comme adéquat et réaliste son montage financier permettant la réalisation du projet de technopole sur le site Outremont. Qui plus est, ils ajoutaient que dans le cas du projet d'implantation du CHUM au 1000 Saint-Denis les coûts avaient été grossièrement sous-estimés. Ils allaient même plus loin en entérinant les conclusions des études sur la sécurité que nous avons mentionnées, selon lesquelles les deux sites étaient sécuritaires et qui jugeaient que l'on ne pouvait se servir de cette question pour choisir un site plutôt que l'autre.

Comme ce fut le cas lors de la présentation du recteur de l'Université de Montréal, le ministre Couillard rejeta les conclusions et les recommandations de ces deux experts, parmi les plus respectés au Québec et à l'extérieur.

Le traitement réservé aux experts de SNC-Lavalin, qui avaient étudié la sécurité des deux sites et dont la présentation clôturait les travaux de la commission ce jour-là, fut encore pire. Pourtant, ces spécialistes s'étaient servis tant de l'approche dite déterministe des risques environnementaux, fort exigeante, que de l'approche probabiliste. Ils ajoutèrent même pendant la séance que les mesures de mitigation des risques qu'ils proposaient pour le site Outremont n'étaient pas fonction d'une analyse probabiliste des risques. Au contraire et malgré ce qu'on disait, ces mesures de mitigation découlaient bel et bien d'une évaluation fondée sur une analyse déterministe des risques, de façon à annuler complètement ceux relatifs aux matières dangereuses.

Le ministre ne retint aucunement cette nuance. Il affirma et réaffirma à plusieurs reprises durant cette commission qu'en matière de risques il optait, lui, contrairement à certains experts (et il visait alors ouvertement ceux de SNC-Lavalin), pour une approche déterministe le menant, selon le principe de précaution absolue, à ne pas construire un hôpital près d'une source de dangers. Les experts de SNC-Lavalin précisèrent toutefois eux-mêmes, en adressant à un membre de la commission provenant du Parti libéral, que pour eux le principe de précaution devait s'appliquer de manière absolue seulement dans le cas de matières dangereuses ingérables. Or, répétaient-ils, aussi bien pour le site Outremont que pour celui du 1000 Saint-Denis, on se trouvait devant des risques de matières dangereuses tout à fait gérables.

Au terme de leurs travaux, les experts de SNC-Lavalin n'arrivaient, on s'en rappelle, à disqualifier aucun des deux sites envisagés pour implanter le CHUM. Ils étaient conscients que certains intervenants, dont l'Agence de la santé et des services sociaux de Montréal, réclamaient stratégiquement un recours à la méthode déterministe d'évaluation des risques. Aussi insistaient-ils sur le fait que recourir à la seule méthodologie déterministe ne pourrait aucunement justifier le choix du 1000 Saint-Denis ou de tout autre site sur l'ensemble de l'île de Montréal.

Que le témoignage des représentants du Canadien Pacifique, entendu le dernier jour de la commission (le 3 mars 2005), corrobore l'analyse du cabinet SNC-Lavalin ne changea aucunement la donne. Ces représentants confirmèrent le bien-fondé des précisions données par l'Université sur le retrait du site des matières mettant en cause sa sécurité, et ils donnèrent aussi des renseignements sur l'efficacité des autres mesures envisagées en termes de sécurité. Mais rien n'y fit. Fait étonnant, d'ailleurs, deux jours auparavant, le ministre de la Santé critiquait vertement les experts de SNC-Lavalin, doutant notamment que soit confirmée la possibilité d'un détournement de matières dangereuses en vertu d'une entente entre le CP et l'Université. Pourtant, ayant ensuite devant lui les représentants du CP, il ne remit pas en doute leur confirmation publique et officielle de l'existence de cette entente.

Que les représentants de SNC-Lavalin puissent, sur la base de l'entente et des discussions qu'ils avaient eues avec l'Université, confirmer d'autres éléments relatifs au site Outremont ne parvint pas à réduire la méfiance plus ou moins calculée dont faisaient preuve un grand nombre de membres de la commission. Ces derniers ne voulaient pas admettre, par exemple, qu'il puisse être possible de recourir à un phasage des travaux et des constructions, cela comprenant le retrait d'opérations de triage et de voies ferrées, de manière à respecter les échéanciers fixés pour l'implantation du CHUM. Décidément, si l'expertise n'allait pas dans le sens des idées préconçues entretenues par certains membres clés de cette commission parlementaire, elle n'y avait plus sa place.

On le vit clairement lorsque, tout juste avant l'intervention des représentants du cabinet SNC-Lavalin, l'ancien premier ministre Daniel Johnson se présenta devant la commission : on était bien loin de la froideur avec laquelle Armand Couture et Guy Saint-Pierre avaient été accueillis juste auparavant. Daniel Johnson rejeta toutes les études d'experts qui avaient été faites sur le site Outremont, sauf la sienne. On se rappelle que dans un rapport remis début décembre 2004, qui n'avait pas tenu compte d'études relatives à ce site qui n'avaient pu être complétées qu'à la fin de 2004 ou même en 2005, il condamnait sans appel le site Outremont. On se souvient aussi qu'il avait condamné, là encore sur des bases extrêmement fragiles, le 6000 Saint-Denis quelque douze mois plus tôt.

Le coup de cœur de Daniel Johnson était et demeurait, pour des raisons qui sont les siennes, le 1000 Saint-Denis. Toutes les questions qui lui étaient adressées ne faisaient que l'aider à démolir encore davantage le site Outremont et à confirmer à quel point, à ses yeux, le 1000 Saint-Denis avait toutes les qualités espérées. On y construirait le phare de la médecine francophone au Québec dans les délais et en respectant les balises, notamment financières, bien entendu, du gouvernement. L'ensemble des questions qu'avaient soulevées avec acuité et compétence les experts Couture et Saint-Pierre et de nombreux autres spécialistes à propos du projet d'implanter le CHUM sur le site du 1000 Saint-Denis furent négligées ou rapidement balayées de la main.

L'effet recherché fut obtenu. Le lendemain, toutes les manchettes des journaux du Québec allaient dans le même sens : *Johnson démolit le projet Outremont*. Et les deux dernières journées, bien planifiées pour terminer la démolition du site Outremont, n'étaient en somme qu'une pure formalité.

Parmi les intervenants du 2 mars 2005 figuraient deux chercheurs de l'Université de Montréal, André-Pierre Contandriopoulos et François Champagne. Experts parmi les plus réputés sur les questions de santé publique au Canada, ils vinrent faire part des résultats de leur étude sur l'épineuse question de l'accessibilité des soins et des lits d'hospitalisation dans le scénario d'implantation du CHUM à la gare de triage Outremont. Les experts Couture et Saint-Pierre avaient déjà rappelé qu'au moment où on envisageait l'implantation du CHUM au 6000 Saint-Denis personne n'avait émis le moindre commentaire sur le fait que la répartition des lits pourrait nuire à l'équilibre des soins et des lits requis par les besoins du centre-ville et, plus globalement, de la région métropolitaine.

Les analyses des chercheurs de l'Université confirmaient qu'il n'y avait pas lieu de s'alarmer à cet égard et infirmaient du même coup la nouvelle position de l'Agence de la santé et des services sociaux (curieusement rendue publique quand le projet d'implantation du CHUM sur le site Outremont se mit à retenir l'attention), qui criait au déséquilibre.

Les chercheurs de l'Université expliquèrent d'ailleurs, au bénéfice des membres de la commission qui avaient la largeur d'esprit pour l'entendre, que la position de l'Agence ne reposait pas sur des données décrivant rigoureusement les caractéristiques de l'achalandage actuel des lits d'hôpitaux relevant du CHUM, mais bien d'une simulation des besoins éventuels. Ces derniers étaient estimés principalement à partir d'hypothèses relatives au nombre de lits qui serait requis pour les arrivées en urgence de patients via les ambulances qui seraient dirigées vers Outremont. La première de ces hypothèses concernait donc ce trafic d'ambulances, et la seconde concernait la proportion de ces urgences nécessitant des hospitalisations.

Bref, le supposé déficit de lits au centre-ville dont on faisait alors grand cas n'était pas estimé en fonction du nombre d'ambulances qui bon an, mal an arrivaient déjà au CHUM, et les chercheurs de l'Université jugeaient que la simulation des besoins de lits faite par l'Agence était éminemment contestable. Les hypothèses qui la sous-tendaient posaient de graves problèmes de rigueur, tant par leur formulation que par l'ordre de grandeur retenu par l'Agence pour évaluer les arrivées par les ambulances dirigées vers le site Outremont et les hospitalisations qui en découleraient.

Pour tout dire, les conclusions des chercheurs de l'Université, soigneusement revues avant d'être retenues par les spécialistes qui avaient collaboré aux travaux des experts Couture et Saint-Pierre, étaient claires et bien appuyées. Le site Outremont était mieux localisé que le 1000 Saint-Denis pour desservir les clientèles actuelles et futures qui revenaient au CHUM : soit des clientèles de faible statut socio-économique et de langue française, des clientèles de proximité pour les soins de première ligne et plus étendues pour les soins spécialisés. Qui plus est, ces chercheurs établissaient que seulement 31 % de l'ensemble des patients actuels du

CHUM venaient du secteur est du centre-ville et que, de toutes les populations vivant à proximité, seulement 32 % fréquentaient le CHUM pour des soins de santé nécessitant hospitalisation.

Ces données permettaient de conclure deux choses : un hôpital complémentaire de 300 lits maintenu au centre-ville pouvait bel et bien répondre aux besoins des patients de proximité, d'une part, et ces derniers étaient loin de fréquenter majoritairement et uniquement le CHUM pour leurs problèmes de santé, d'autre part. Les chercheurs Contandriopoulos et Champagne ont aussi souligné à plusieurs reprises, et notamment en s'adressant au ministre, que le projet de l'Université visant le site Outremont n'était pas révolutionnaire du point de vue de la desserte des populations. Les deux projets, celui d'Outremont et celui du 6000 Saint-Denis, concernaient toujours le même nombre total de lits, toujours la même répartition de 700 lits pour l'hôpital universitaire et de 300 pour le complémentaire situé au centre-ville. Leur seule différence était que, dans le cas du projet Outremont, les 700 lits étaient implantés un peu plus au nord, plus près d'une population dense, nécessiteuse et majoritairement francophone, celle de Côte-des-Neiges, de Parc-Extension, de Villeray, de Rosemont et de La Petite-Patrie.

Mais cette expertise avait le malheur d'aller elle aussi à contre-courant de ce que le ministre de la Santé et d'autres intervenants clés de cette commission parlementaire, dont la leader de l'opposition, voulaient entendre à ce sujet. Comme le signala alors à Louis Maheu un membre dissident de la délégation du Parti québécois siégeant à la commission parlementaire, membre le plus souvent tenu au silence pendant ces journées : « En politique, les faits ne comptent pas ! »

Cette déclaration pour le moins surprenante a été faite au moment où se déroulait le débat autour des chercheurs de l'Université de Montréal, qui venaient de terminer leur présentation, et en présence de membres de la commission, dont plusieurs du Parti québécois. Elle révélait en peu de mots combien la rationalité experte avait cédé la place à des énoncés truffés de politique politicienne et d'idéologie. Ce fut donc sans surprise que l'on constata encore une fois que le ministre Couillard faisait fi des conclusions et recommandations pourtant rigoureusement fondées qui ne cadraient pas avec sa vision des choses.

À la fin des travaux de cette commission parlementaire, Robert Lacroix mit publiquement en cause la neutralité de cette dernière. Il ne fut pas le seul à le faire. Le journaliste Henry Aubin de *The Gazette*, lequel ne partageait pas les vues de l'Université de Montréal sur le projet Outremont, écrivit dans sa chronique du 9 mars 2005 :

> J'ai souvent critiqué les arguments du recteur de l'Université de Montréal, Robert Lacroix, en faveur du site Outremont, mais il était impossible de ne pas partager son sentiment lorsqu'il déclarait, à l'issue des audiences : « Je ne comprends pas. Je croyais que cette commission serait relativement neutre. »

Lucien Bouchard, pour sa part, eut tout à fait la même réaction. Dans une lettre publiée dans *La Presse* du 8 mars 2005, on trouve ce qui suit :

> Robert Lepage lui-même n'aurait pas mieux fait en termes de distribution des rôles, d'agencement des interventions

et de finalité implacable du dénouement. Décor somptueux, petits et grands rôles, bons et méchants : tout y était. Rien qu'à voir comment le ministre traitait les interventions du recteur Robert Lacroix et des ingénieurs Guy Saint-Pierre et Armand Couture, n'importe qui pouvait constater que ces derniers étaient les méchants et que le scénario ne leur réservait pas la meilleure part. Du coup, on ne pouvait manquer de voir dans le ministre Couillard et son expert, l'ancien premier ministre Daniel Johnson, les héros de la pièce. »

Pour sa part, Lysiane Gagnon intitula « Une fraude intellectuelle » sa chronique dans *La Presse* du 10 mars 2005. Elle y soutenait que :

La façon dont se dénoue la saga du CHUM relève de la fraude intellectuelle. On a vu comment le ministre de la Santé a orchestré ce que Lucien Bouchard appelle fort justement l'exécution sommaire du CHUM-Outremont, affichant une désinvolture proche du mépris envers les experts les plus crédibles et la plus grande maison d'enseignement et de recherche du Québec. L'analyse objective a été sacrifiée au populisme le plus primaire.

Par une étrange métamorphose psychologique, l'emplacement Saint-Luc, que tout le monde, sans exception, considérait il y a moins d'un an comme un pis-aller, est maintenant décrit, par le lobby anti-Outremont, comme un emplacement magnifique et exaltant.

Il se passa quelque deux semaines entre la fin de cette commission parlementaire et l'annonce faite par le gou-

vernement, lors d'une conférence de presse tenue
le 24 mars 2005, du choix définitif du 1000 Saint-Denis. De
toute façon, personne ne doutait de ce choix. Tous les médias
ne parlaient que de la victoire sans équivoque du ministre
Couillard. Que le Québec et Montréal puissent être les
grands perdants de cette victoire politique n'avait plus d'importance. De son côté, la direction de l'Université apprit que,
durant cette commission parlementaire portant sur un
enjeu majeur pour le Québec, le premier ministre participait
à une conférence sur le fédéralisme en Belgique et que son
chef de cabinet était en vacances. On avait laissé toute la
scène au ministre Couillard en sachant très bien quelle pièce
allait y être jouée et en connaissant le tout premier rôle que
le ministre de la Santé s'y était réservé.

Dissensions, controverse publique atypique et grand-messe

Il est temps maintenant de revoir les grandes lignes de la
troisième phase de la saga du CHUM. Cette phase s'étend de
la conférence de presse donnée par le ministre Couillard
le 23 juin 2004 — moment où il annonce son choix du site
du 1000 Saint-Denis tout en ouvrant un peu la porte à un
autre scénario — à celle donnée par le gouvernement libéral
de l'époque le 24 mars 2005 pour confirmer définitivement
la localisation du nouvel hôpital universitaire. Comme nous
l'avons fait en conclusion des deux autres phases de l'histoire
récente du CHUM traitées antérieurement, nous examinerons rapidement les rôles joués par les différents groupes
d'acteurs associés à cette prise de décision publique.

Pourquoi tout à coup, dans l'histoire du CHUM, le ministre de la Santé a-t-il simulé un intérêt pour le concept de technopole de la santé et du savoir porté par l'Université ? Parce que ce concept, au moment où il émergeait dans la saga du CHUM, retenait l'attention du gouvernement du Québec et du premier ministre. Et ce dernier, malgré un deuxième rapport négatif à l'encontre du site Outremont, signé à la toute fin 2004 par Daniel Johnson, maintint son enthousiasme pour ce projet. Si bien qu'au début 2005, quand le gouvernement confia leur mandat à Armand Couture et Guy Saint-Pierre, le premier ministre fut explicite dans ses propos : il voulait avoir le point de vue de ces experts puisqu'il lui semblait que si, « avant, on avait un projet et plusieurs sites, [là, il y avait] deux projets sur différents sites ». Le premier ministre avait bien compris l'essentiel : dans le cas du 1000 Saint-Denis, on avait toujours affaire principalement sinon exclusivement à un projet d'hôpital universitaire, mais dans le cas du site Outremont, projet et site étaient différents.

Bref, le projet de technopole de la santé et du savoir, avec le CHUM comme pierre angulaire, était au cœur d'une bataille enclenchée au plus haut niveau du pouvoir politique. Bien au-delà d'une opposition somme toute prévisible entre les partis, il fut révélateur de dissensions au sein du gouvernement et de luttes au cœur du pouvoir exécutif. Le premier ministre et le ministre de la Santé n'étaient ouvertement pas sur la même longueur d'onde. Des tensions existaient aussi au sein du Parti québécois, entre les nostalgiques du site du 6000 Saint-Denis, les défenseurs du site Saint-Luc et les voix favorables au site Outremont (principalement celle de Pauline Marois). Mais c'est l'occasion politique d'affaiblir encore davantage un premier ministre alors impopulaire et d'accroître les querelles au sein de son cabinet, de son caucus et de son parti qui immédiatement dicta au parti d'opposition dirigé par Bernard Landry la voie à prendre : appuyer le choix de Saint-Luc.

C'est sur ce fond de tensions et de dissensions au niveau du pouvoir politique exécutif que se déploya la controverse publique portant sur cette décision majeure pour la collectivité. La controverse était importante, certes, et somme toute singulièrement atypique. Comme toutes les autres controverses, elle fut d'abord intense et mobilisa particulièrement plusieurs forces et groupes de la grande communauté montréalaise, qu'une profonde fracture séparait, quand cette division n'allait pas jusqu'à traverser un même milieu de cette communauté. Et l'un et l'autre camp s'adressaient, comme c'est le cas dans les controverses publiques classiques, au pouvoir politique exécutif pour que ce dernier tranche leurs différends et désaccords. Chaque camp croyait en toute bonne foi et en toute rationalité détenir la meilleure option, tout en rejetant ce que l'autre camp mettait de l'avant.

Mais cette image d'une sérieuse controverse est tronquée si l'on n'y ajoute pas ce qui la distingue. Cette controverse publique fut atypique en ce que les camps opposés s'adressaient à un pouvoir politique exécutif qui n'était pas complètement extérieur à eux, à leur logique et à leurs stratégies d'action, et qui était de surcroît, dans les circonstances, ni unifié ni solidaire dans l'exercice de la gouvernance politique. Par ses propres tensions et dissensions internes, le pouvoir politique de l'époque affrontait fortement divisé l'importante prise de décision publique qu'il s'apprêtait à faire.

Dans le camp des artisans du projet de technopole sise à la gare d'Outremont, l'allié était, on le sait, le principal acteur du pouvoir politique exécutif du moment : le premier ministre lui-même. Mais dans la conjoncture politique de l'époque, la popularité du premier ministre et de son gouvernement ne lui donnait pratiquement aucune marge de manœuvre. Fréquemment pris personnellement à partie dans les dossiers politiques de l'heure que traitait l'équipe gouvernementale, et fortement embarrassé par la querelle relative aux subventions majorées potentiellement accordées aux écoles juives qui faisait soudainement surface dans l'actualité, le premier ministre n'avait ni la force ni la légitimité voulues pour amener le ministre de la Santé à pencher vers les choix qu'il estimait être ceux que devait faire le gouvernement du Québec. Et même s'il caressait alors, selon des sources fiables, le projet d'écarter de son cabinet un ministre de la Santé auquel il s'opposait sur cette question, le premier ministre n'avait pas l'autorité requise à ce moment pour poser un tel geste.

Le premier ministre ne pouvait donc pas encadrer et contenir la force et la puissance du ministre de la Santé appuyé de son ministère. Le ministre Couillard avait fait le plein des solidarités qu'il pouvait mobiliser au sein d'autres ministères et instances de la machine étatique et bureaucratique du gouvernement du Québec. Qui plus est, il était, on ne sait trop pourquoi, un adversaire acharné du projet d'une technopole de la santé et du savoir située sur le site Outremont. Au sein du pouvoir politique exécutif, le ministre de la Santé et son entourage étaient donc les puissants alliés du camp favorisant le projet du 1000 Saint-Denis.

On ne peut comprendre comment la controverse a évolué si on néglige les interventions et l'influence du ministre de la Santé lui-même, de son ministère, extrêmement interventionniste dans le quotidien et les menus détails de ce dossier, et de leurs alliés clés, en fait leurs subordonnés, les instances de gouvernance et de direction du CHUM.

L'Université de Montréal, à mesure que la controverse publique prenait de l'importance, était de plus en plus déconcertée. Elle n'avait pas prévu son déroulement, son ampleur et sa singularité. L'Université continuait à mener un débat d'idées et de concepts dans un monde où la rationalité lui semblait, en toute logique, devoir ultimement triompher. Mais, sur le terrain des médias, de l'opinion publique et des prises de position qui occupaient la sphère publique, la préférence était nettement accordée aux images porteuses, aux symboles, aux déclarations-chocs qui visent à atteindre l'émotion et la sensibilité. Bref, on penchait pour tout ce qui nourrit plus facilement les motivations idéologiques que les raisonnements sophistiqués et bien documentés. L'Université était appelée à exceller dans un monde qui n'était pas le sien, et il est clair qu'elle n'y faisait pas bonne figure. Elle ne parvenait pas à maîtriser suffisamment cet univers pour y faire valoir son point de vue avec l'efficacité et la crédibilité voulues.

On attend d'une commission parlementaire qu'elle soit un exercice de démocratie politique rigoureux et de haut niveau. Après tout, il s'agit d'une procédure plutôt rare. Le pouvoir politique y a recours pour préparer, au moyen d'un élargissement démocratique et de débats et échanges d'une rigueur accrue, une décision et une intervention publique particulièrement significatives et structurantes. Or, ce qui frappe dans cette commission de quelques jours, c'est qu'elle n'a absolument pas rompu avec la logique, l'atmosphère et les traits distinctifs de la controverse publique qui avait alors cours. Elle ne fut en aucun cas un exercice de démocratie plus rigoureux. Elle ne permit pas de prendre la distance critique qui était alors nécessaire et d'atteindre la hauteur de vue requise pour une prise de décision rationnelle. En fait, la commission fut finalement partie intégrante d'une controverse publique qu'elle vint en quelque sorte couronner : elle en fut la grand-messe.

Du début à la fin de ces trois jours de commission, l'officiant principal, le ministre de la Santé, a contrôlé la liste et l'ordre des interventions des participants. Il a mené les attaques et fait ressortir les arguments qu'il voulait porteurs ; il a fait alliance avec des acteurs clés du parti de l'opposition ; il a tenu avec ses alliés des conciliabules stratégiques afin que la messe soit définitivement dite. Des consultants en communication ont été spécialement appelés en renfort par les instances du gouvernement et de la direction du CHUM. Des déclarations bien ficelées ont été transmises aux médias, et des points de presse ont été quotidiennement tenus.

Rien, absolument rien n'a été laissé au hasard pour faire triompher un point de vue particulier. Dans un contexte de controverse publique où tout était exacerbé, des acteurs qui auraient dû être des intervenants majeurs de la commission ont été marginalisés. Ce fut le cas notamment des experts Couture et Saint-Pierre, dont le rapport ne fut rendu officiellement public que dans le cadre de la commission. Il en alla de même pour les représentants de la firme d'ingénieurs responsable des analyses de sécurité des sites ; pour les dirigeants de la société Canadien Pacifique ; pour les chercheurs de l'Université de Montréal qui avaient examiné la question cruciale de la desserte des populations et des patients pour les deux sites.

Le plus étonnant demeure que cette grand-messe ne fut aucunement l'occasion d'un examen un tant soit peu rigoureux du projet d'implanter le CHUM au 1000 Saint-Denis. Ni les travaux de la commission ni la couverture que ces derniers ont eue dans les médias écrits et télévisuels n'ont offert l'occasion d'examiner sérieusement les principaux paramètres, les informations techniques et les estimations des coûts d'un complexe hospitalier sophistiqué réalisé au centre-ville et de son expansion future. L'évolution connue de ce dossier le prouve pourtant : il y avait matière à plus ample réflexion.

Le véritable *ite missa est* de cette grand-messe fut finalement prononcé le 24 mars 2005 : une conférence de presse du gouvernement Charest annonça son choix définitif en faveur du 1000 Saint-Denis. Nous consacrons les pages qui suivent à cet événement et à ses multiples conséquences.

9

La victoire de Philippe Couillard

Quelques semaines après la fameuse commission parlementaire, soit le 24 mars 2005, l'annonce officielle du choix du 1000 Saint-Denis, et donc du rejet du site Outremont, fut faite lors d'une conférence de presse du premier ministre et du ministre de la Santé. Tous savaient ce que l'on annoncerait, mais on se demandait comment le premier ministre s'en sortirait et si le recteur de l'Université de Montréal serait de la fête. Déjà les médias claironnaient la grande victoire du ministre Couillard sur le premier ministre et sur ce recteur d'université qui avait osé défier le ministère de la Santé.

L'invitation faite au recteur de l'Université de Montréal

Le ministère de la Santé invita le recteur à la conférence de presse et lui proposa d'y prendre la parole. Ce dernier devait toutefois faire parvenir son texte au cabinet du ministre pour approbation quelques jours avant ladite conférence de presse. On ne voulait pas seulement vérifier la longueur de l'allocution, on voulait valider son contenu. Or de cela, du point de vue du recteur, il n'était pas question. Cela dit, il était tout de même le recteur de l'Université dont on annoncerait le projet d'hôpital universitaire et sa localisation. L'Université de Montréal devait donc vivre avec cette décision, et son recteur devait reconnaître les faits, si inacceptables lui apparaissaient-ils.

Robert Lacroix informa donc le cabinet du ministre Couillard qu'il assisterait à la conférence de presse, qu'il y prendrait la parole selon les temps indiqués pour chacun des orateurs et que le texte de son allocution serait envoyé au ministère la veille de la conférence. Si le texte ne convenait pas, il ne participerait tout simplement pas à la conférence de presse. Le contenu de son allocution fut résumé dans un communiqué de presse émis par l'Université de Montréal :

> L'Université de Montréal est déçue de la décision du gouvernement du Québec d'ériger le CHUM sur le site de l'hôpital Saint-Luc. L'Université reste en effet convaincue que seul le site Outremont aurait permis de doter Montréal et l'ensemble du Québec d'un complexe hospitalo-universitaire de classe mondiale offrant des soins de qualité, une recherche de haut niveau et des retombées économiques à la hauteur de l'investissement consenti par le gouvernement du Québec.

Il était clair que, contrairement à ce qui s'était passé dans le cas de l'Université McGill, ce choix gouvernemental n'était pas celui de l'Université de Montréal, de ses facultés de la santé et de la très grande majorité des médecins et chercheurs du CHUM. C'était le choix des hauts fonctionnaires du ministère de la Santé et de son ministre, que les dirigeants du CHUM, en bons soldats et contre toutes leurs prises de position et décisions antérieures, avaient finalement entériné puis défendu. Robert Lacroix reconnaissait toutefois que l'Université ne pouvait rien faire d'autre que de tenter d'en tirer le meilleur parti. C'est pourquoi il accepta l'invitation du cabinet du ministre, qui ne demanda aucune modification à son texte.

Une conférence de presse invraisemblable

À l'évidence, cette conférence de presse réunissait surtout les gagnants — il y avait aussi quelques perdants qui étaient là par devoir. La direction du CHUM, le président de son conseil d'administration et des membres du conseil se félicitaient de la victoire enfin acquise avec les hauts dirigeants du ministère de la Santé. Les quelques représentants de l'Université de Montréal, dont Robert Lacroix et Jean Rouleau, le doyen de la faculté de médecine, avaient triste mine, et peu de gens les entouraient. On sentait un très grand malaise.

La conférence de presse se déroula comme prévu. Le premier ministre et le ministre de la Santé firent tout pour montrer que l'annonce était une bonne nouvelle : nous aurions enfin un CHUM de 700 lits construit et rénové à l'intérieur des balises financières du gouvernement, un nouvel hôpital de calibre mondial dont les travaux débuteraient à l'automne 2005, de sorte qu'il ouvrirait ses portes aux patients en 2010.

Aux questions des journalistes qui s'inquiétaient de l'opposition des médecins, de l'Université, des facultés de la santé et du milieu des affaires, le ministre répondait invariablement que tous se rallieraient à la décision gouvernementale, qui était définitive. Quant au premier ministre, il faisait tout pour donner l'impression qu'il adhérait sans réserve au projet de son ministre, mais son langage corporel en disait long. Il avait d'ailleurs le même langage corporel que Robert Lacroix — deux personnes semblaient se demander ce qu'elles pouvaient bien faire là.

Les médias transmirent donc en cœur, le lendemain, la victoire du ministre. Même les quelques journalistes qui avaient appuyé le site Outremont préconisaient le ralliement au ministre de la Santé et à son projet.

Les fruits amers d'une victoire politique

Que s'est-il donc passé depuis cette grande victoire du ministre Couillard ? Nous écrivons ces lignes en 2010, et personne ne peut dire avec certitude quand le nouveau CHUM accueillera ses premiers patients. On ne sait même pas encore ce que sera cet hôpital, quand sa construction débutera, sous quel régime il sera réalisé (PPP ou autre) et quel en sera le coût définitif. Pourtant, Daniel Johnson affirmait haut et fort à la commission parlementaire de 2005 que le projet du 1000 Saint-Denis, son projet, serait réalisé dans les délais et respecterait les balises financières du gouvernement, et la direction du CHUM reprenait le même refrain. Rappelons ce que soutenait le communiqué de presse du CHUM en mars 2005 :

> Le nouveau complexe hospitalo-universitaire pourra donc ouvrir ses portes en 2010, et la direction est confiante de recevoir ses premiers patients dans un hôpital tout neuf dès 2009. En effet, les experts du CHUM estiment être en mesure de respecter à la fois l'échéancier et les coûts prévus.

La réalité rattrape maintenant ceux qui avaient défendu, sans analyses ni questionnements sérieux, le site du centre-ville. En effet, les questions que l'Université de Montréal et le CHUM avaient posées au ministre Couillard dans leur lettre conjointe du 17 mai 2004, et qui étaient restées sans réponse, ne peuvent plus être évitées maintenant que le projet, initialement bâclé, doit être réalisé. Ces mêmes questions avaient d'ailleurs été partiellement reprises dans le rapport Couture et Saint-Pierre, mais complètement et volontairement occultées lors de la commission parlementaire. Reprenons donc sommairement ces questions, que nous avons énumérées au chapitre 6, et voyons comment les réponses qui leur ont été apportées au fil du temps ont modifié, et continuent encore aujourd'hui de modifier, un projet présenté il y a plus de quatre ans comme définitivement ficelé à la commission parlementaire.

La première série de questions posées au ministre en 2004 portait sur la fonctionnalité du nouvel hôpital :

[Le] CHUM et l'Université de Montréal ont travaillé à l'élaboration d'un concept d'hôpital qui réponde aux exigences liées aux soins, à l'enseignement et à la recherche, à l'évaluation des technologies ainsi qu'au mieux-être des patients et de leur famille. Pour répondre à ces exigences, un modèle de fonctionnalité a été élaboré qui a requis dix-huit mois de travail auprès de toutes les personnes concernées (médecins, chercheurs, professeurs, représentants des patients, etc.).

Quelle est l'adéquation entre le modèle de fonctionnalité convenu par l'équipe du CHUM et la proposition d'aménagement du site au 1000 Saint-Denis ?

Pour répondre à cette question, il fallait non seulement un plan directeur, mais aussi les grandes lignes d'un plan fonctionnel et technique pour ce nouvel hôpital tout en hauteur. À l'issue de quatre années de conflits internes sur le sujet, après le congédiement déguisé du directeur de l'hôpital et le coup de force pour augmenter les lits du président de la Fédération des médecins spécialistes du Québec, le Dr Barrette, à l'hiver 2009, on put enfin dire qu'un certain compromis avait été trouvé. Ce compromis portait notamment la taille du nouvel hôpital universitaire à quelque 770 lits. Encore là, les gens du milieu semblaient davantage se résigner à ce compromis pour en finir qu'y adhérer avec enthousiasme. Pourtant, tous les défenseurs du 1000 Saint-Denis, le ministre Couillard et Daniel Johnson en tête, avaient bien dit que les travaux pourraient débuter à l'automne 2005 et que les premiers patients seraient admis dans cet hôpital à la fin 2009.

Une deuxième série de questions posées au ministre portait, on s'en souviendra, sur la possibilité d'expansion :

> Comment, à partir d'une superficie près de quatre fois plus petite [que le site du 6000 Saint-Denis] et d'une forte densité des bâtiments, peut-on assurer de véritables possibilités d'expansion et de développement ?

Pour satisfaire minimalement aux besoins du nouveau CHUM, on dut demander une dérogation au plan d'urbanisme de la Ville de Montréal pour une hauteur de bâtiments de quatre-vingt-cinq mètres. Mais les dernières additions de lits découlant du coup de force du Dr Barrette nous font nous demander si, même à cette hauteur, on pourra avoir un hôpital dont les normes d'espace répondront aux standards internationaux. Notons que l'on ne parle pas d'expansions futures, mais seulement de la possibilité de faire rentrer le nouvel hôpital et son centre de recherche sur le petit terrain disponible. Comme on excède déjà les hauteurs légales, il n'est sûrement pas question de favoriser d'éventuelles expansions de l'hôpital lui-même par l'addition de nouveaux étages. On comprend maintenant ce que tous les spécialistes avaient déjà dit : avec un terrain d'une telle dimension, on ne dispose d'aucune marge de manœuvre pour d'éventuelles expansions des activités hospitalières et de recherche. Pourtant, autant le rapport Mulroney-Johnson que le deuxième rapport Johnson affirmaient que les expansions éventuellement requises ne poseraient aucun problème. En somme, on bloque l'avenir d'un projet dont l'investissement dépassera finalement les 2 milliards de dollars.

Ajoutons que l'on sait aussi combien est illusoire l'hypothèse, déjà formulée à l'époque par les défenseurs de ce site, d'une expansion qui se ferait à même le recouvrement de l'autoroute Ville-Marie. Pareille expansion poserait d'importantes difficultés techniques et gonflerait dramatiquement les coûts (déjà beaucoup plus élevés que prévu).

Une troisième série de questions portait sur les risques et le mode de réalisation du nouvel hôpital :

Comment évaluer, de manière comparative, la gestion du risque de réalisation de chaque site quant aux éléments suivants :
— phasage des travaux ;
— maintien des opérations de soins, de formation et de recherche ;

— approche pavillonnaire versus construction haute densité ;
— impact sur le tissu urbain pendant les travaux : services publics, liens souterrains et aériens, excavation blindée, etc.

Tout le monde anticipe le pire à cet égard. Il suffit d'ailleurs de se promener dans le quartier aux heures de pointe pour comprendre que ce sera l'enfer pendant sept ans pour tous ceux qui doivent y circuler, y travailler et s'y faire soigner.

La grande question des coûts de transition n'a jamais été sérieusement discutée, ni par la commission Mulroney-Johnson ni dans le deuxième rapport Johnson déposé en commission parlementaire. L'a-t-on fait depuis ? Nous n'en savons rien. Mais si une étude sérieuse des coûts de transition a été faite, il faudrait clairement intégrer ces derniers à l'évaluation des coûts totaux du projet. Nous l'avons souligné antérieurement, ces coûts de transition peuvent atteindre jusqu'à 20 % des coûts totaux. Dans le cas présent, nous parlons d'un minimum de 200 millions de dollars supplémentaires. Notons aussi que ces coûts de transition étaient pratiquement nuls sur les sites Outremont et 6000 Saint-Denis.

Encore plus importants sont les coûts que l'on fera supporter aux patients, au personnel et à l'ensemble de la population, et qui ne seront jamais comptabilisés. Pendant quatre ans, on excavera et on construira une tour de 85 mètres de hauteur juste à côté d'un hôpital de plus de 400 lits en pleine opération et sans climatisation pour la grande majorité de ses espaces, dont les chambres des patients. Puis, après avoir transféré les patients dans la nouvelle partie de l'hôpital, on démolira le vieil hôpital et on construira au moins une autre tour, que l'on reliera à la nouvelle partie. Ce dernier travail durera environ trois ans. Pendant sept ans au moins, donc, les patients et le personnel de cet hôpital subiront tous les inconvénients d'un milieu continuellement perturbé.

Ces coûts, difficilement quantifiables, sont bien réels. Combien de médecins et d'infirmières, fortement demandés dans tout le réseau hospitalier, décideront de ne pas supporter de telles conditions de travail pendant sept ans et d'aller pratiquer dans un autre hôpital, privant le CHUM de services déjà insuffisants? Ici encore, on ne comptabilise pas les coûts implicites de cette mobilité. Enfin, tous ceux qui vivent ou travaillent au centre-ville devront endurer pendant plusieurs années une congestion accrue entraînant des temps de transport de plus en plus longs. Tous ces coûts, considérables et systématiquement escamotés pour ne pas nuire au projet du 1000 Saint-Denis, seront explicitement ou implicitement supportés par l'ensemble des Québécois, et plus intensément par les Montréalais. Nous devons le répéter, tous ces coûts, comptabilisables ou non, auraient pu être évités par le choix du 6000 Saint-Denis ou du site Outremont.

Une dernière série de questions formulées dans la lettre envoyée au ministre portait sur les coûts comparatifs des projets :

> L'évaluation des coûts et le contrôle de ceux-ci en cours de réalisation sont essentiels pour assurer la bonne marche du projet et sa crédibilité auprès de la population.
> Peut-on obtenir sur une base comparable (700 lits) le différentiel des coûts totaux de construction entre le 1000 Saint-Denis et le 6000 Saint-Denis?

Quelle est l'évaluation des coûts liés au contexte de réalisation des travaux au 1000 Saint-Denis (milieu densément peuplé, limites de stationnement, durée fort longue des travaux, etc.) ?

Le ministre n'a daigné répondre à ces questions ni avant ni durant la commission parlementaire. Où en sommes-nous donc, au sujet de cette fameuse question des coûts totaux du 1000 Saint-Denis ? On tente de rassurer la population en disant que le projet se réalisera comme prévu, mais les spécialistes arrivent à des évaluations qui font réfléchir. D'abord, l'argument principal repris de multiples fois par le ministre Couillard et Daniel Johnson pour expliquer les coûts plus faibles du 1000 Saint-Denis était la rénovation, moins dispendieuse, d'une partie significative du vieil hôpital Saint-Luc pour en faire une composante du nouveau complexe hospitalier. Mais lorsque vint le moment de passer aux actes, les experts ont confirmé ce que d'autres spécialistes avaient déjà souligné avant et durant la commission parlementaire : non seulement la rénovation était-elle nettement plus dispendieuse que la construction d'un bâtiment neuf, mais encore rendait-elle ultimement impossible la conception d'un complexe hospitalier fonctionnel.

Qui plus est, à cause des rénovations successives du vieil hôpital, la structure était devenue instable, ce qui rendait obligatoires des travaux préalables aux coûts très élevés. Les experts recommandèrent donc la démolition du vieil hôpital. Cette recommandation ne fut pas, semble-t-il, très bien accueillie par tous ceux qui avaient préconisé ce site et le recyclage du vieil hôpital. Il s'agissait évidemment d'une sérieuse remise en question des fondements mêmes de leurs recommandations et rationalisations passées. On profita toutefois du coup de force du Dr Barrette pour faire avaler la pilule de la démolition sans trop de remous. Le nouveau ministre de la Santé reconnut alors candidement que cela coûterait plus cher, mais qu'on aurait un bel hôpital plus volumineux et complètement neuf.

Deuxième révélation troublante dans *La Presse* des 8 et 12 août 2009 : on démolirait également l'ancien édifice Vidéotron, qui avait été acquis au coût de 28 millions de dollars, édifice qui devait à l'origine être recyclé à peu de frais dans l'ensemble du projet du 1000 Saint-Denis. S'ajouteront à cette perte sèche des compensations versées à Vidéotron, qui logeait encore dans cet édifice des équipements hautement sophistiqués et difficilement déménageables, ainsi qu'une subvention pour le déménagement d'un centre de la petite enfance qui y était localisé. En outre, un autre édifice qui avait été acquis dans le cadre de ce projet, l'édifice des Coopérants, a déjà été démoli. Notons que le rapport Mulroney-Johnson avait qualifié de dépenses inutiles l'acquisition et la démolition d'édifices sur le site du 6000 Saint-Denis, puisqu'elles n'auraient pas à être encourues pour le 1000 Saint-Denis.

La troisième révélation se cache dans un tout petit entrefilet dans *Le Devoir* du 29 janvier 2010 :

> [Les coûts] du CRCHUM (Centre de recherche du CHUM) explosent, grimpant de 320 à 470 millions, une hausse de 47 %.

Lorsque nous mettons bout à bout les évaluations les plus crédibles que nous avons pu recueillir sur *tous* les coûts déjà encourus et à venir du projet du 1000 Saint-Denis, nous arrivons au montant minimum de 2,4 milliards de dollars pour la construction de l'hôpital et de son centre de recherche. Cela n'inclut pas le coût des équipements, qui s'élèvera sûrement à plus de 200 millions de dollars, ni les coûts de transition, qui dépasseront sûrement ce montant. Il faut rappeler que l'estimation la plus élevée pour la construction du CHUM au 6000, rue Saint-Denis était de 1,6 milliard de dollars, incluant l'équipement. Cet hôpital aurait ouvert ses portes au plus tard en 2008, pour le plus grand bien des patients actuels, et cela, sans coûts de transition significatifs.

Selon les estimations des experts Couture et Saint-Pierre, les coûts du CHUM et de son centre de recherche sur le site Outremont auraient été de l'ordre de 1,5 milliard de dollars, avec, dans ce cas aussi, des coûts de transition pratiquement nuls. Ajoutons que dans ces deux derniers cas on pouvait construire un hôpital nettement plus fonctionnel et répondant mieux aux normes hospitalières actuelles, mais aussi à celles de la médecine universitaire de demain. De plus, dans le cas du 6000 Saint-Denis, la construction se faisait sur un terrain quatre fois plus grand que celui du 1000 Saint-Denis. Le site Outremont, quant à lui, était douze fois plus grand que le 1000 Saint-Denis. Il est évident que, pour ces deux sites rejetés, les expansions éventuelles des activités hospitalières ou de recherche n'auraient posé aucun problème.

En somme, on aboutit ici à un hôpital moins fonctionnel, construit sur un terrain trop petit et qui coûtera au moins 1,2 milliard de dollars de plus que les projets du 6000 Saint-Denis ou d'Outremont. Bien sûr, on dira que pour comparer les coûts des divers projets il faut tenir compte de l'inflation. Mais même si l'on ajoute 20 % au coût du 6000 Saint-Denis ou du site Outremont, le coût du 1000 Saint-Denis demeure supérieur à quelque 900 millions de dollars, pour un hôpital, rappelons-le, moins fonctionnel et construit sur un site trop petit.

Qui plus est, si l'on tient compte de l'inflation pour ajuster les coûts de construction, il faut aussi tenir compte des bénéfices perdus à cause des retards de réalisation. Si la commission Mulroney-Johnson avait recommandé le maintien du projet au 6000 Saint-Denis, cet hôpital aurait pu ouvrir ses portes en 2008. Sur le site Outremont, une ouverture en 2010 était tout à fait plausible. Au 1000 Saint-Denis, au rythme où vont les choses, nous pensons que le projet ne sera complètement terminé qu'en 2020. En somme, près de dix ans de plus où les patients, les médecins, le personnel hospitalier, les chercheurs et les étudiants ne pourront profiter d'un milieu pleinement en phase avec les besoins et les moyens d'aujourd'hui. La qualité des soins, de la recherche et de la formation en souffrira donc : ce nouveau complexe hospitalier était précisément conçu pour accroître cette qualité. Ce déficit de qualité de près de dix ans a un coût très élevé, que l'on devrait idéalement quantifier. On ne peut occulter cette perte de bénéfices dans le total des coûts du 1000 Saint-Denis.

Une occasion historique sacrifiée

Cette victoire de Philippe Couillard et de ses hauts fonctionnaires ne conduisit pas seulement au gâchis que nous avons décrit. Elle tua aussi une occasion unique de donner à la population montréalaise et québécoise un établissement hospitalier mettant à profit, pour ses missions de soins et de formation, la présence sur son site des facultés des sciences de la santé de l'Université de Montréal. Elle priva aussi la plus grande université québécoise et la société qu'elle dessert d'une technopole de la santé et du savoir de calibre international. Tous les ingrédients étaient là pour faire de ce projet un succès. Les médecins et les chercheurs y adhéraient avec enthousiasme. Toutes les instances de l'Université de Montréal l'appuyaient avec une unanimité jamais vue. Les facultés de la santé de l'Université avaient toutes été intimement impliquées dans l'élaboration de ce projet. Les secteurs pharmaceutique et biotechnologique montréalais le voyaient comme un catalyseur des développements présents et futurs. Les promoteurs de « Montréal, ville de savoir » ne pouvaient que rêver de ce développement majeur. Le milieu des affaires, sur lequel on comptait pour une partie importante du financement, avait déjà donné son adhésion publiquement.

Tout cela dans un contexte où l'on pouvait donner aux malades exigeant des soins hautement spécialisés, propres aux hôpitaux universitaires, une qualité de soins de calibre international. Les bureaucrates de Québec et le ministre Couillard ne pouvaient accepter que l'Université de Montréal soit l'initiatrice de ce grand projet. Comme ce fut le cas pour les quatre autres projets d'hôpital universitaire qui avaient été conçus au cours des dernières décennies par ce grand établissement francophone, Québec refusa le projet de technopole de la santé et du savoir qu'il avait mis de l'avant.

On constate présentement une très grande morosité au sein des médecins et des chercheurs du CHUM. Une infime minorité d'entre eux s'intéresse encore au projet en cours. Il ne semble pas facile non plus de mobiliser les forces vives de l'Université de Montréal autour d'un projet qu'on lui a imposé au détriment du sien. Le milieu des affaires semble peu enthousiaste, et, malgré les interventions répétées de Philippe Couillard du temps où il était encore ministre, la Fondation du CHUM n'est toujours pas arrivée à convaincre un poids lourd du milieu des affaires de prendre la présidence d'une grande campagne de financement. On est bien loin de la prévision de Philippe Couillard selon laquelle tous se rallieraient à sa décision lorsqu'ils comprendraient qu'elle est définitive.

En somme, les fruits d'une victoire politique à court terme sont de plus en plus amers, et ils ne seront jamais mangés par ceux qui les ont engendrés.

Conclusion

Lorsqu'on subit un échec comme celui qu'a connu la direction de l'Université de Montréal dans le projet de son hôpital universitaire, il convient de se demander quelle est sa part de responsabilité dans cet échec. Pour réfléchir à cette question, nous nous référons aux trois phases de l'histoire récente du CHUM que nous avons décrites.

Au cours de la première phase, celle du choix du 6000 Saint-Denis comme site unique pour le CHUM et des travaux de la SICHUM, la complicité a été remarquable entre la direction de l'Université de Montréal, celle du CHUM, celle de la SICHUM et le conseil d'administration de cette dernière. C'est au niveau du gouvernement, alors dirigé par le Parti québécois, que le blocage s'est produit, et ce, malgré les interventions répétées et coordonnées des directions de la SICHUM, du CHUM et de l'Université de Montréal, et malgré la solidité du partenariat qui les liait. Toutes ces entités étaient sur la même longueur d'onde, et la direction de l'Université de Montréal n'aurait pu agir autrement qu'elle l'a fait.

Durant la deuxième phase de la saga, qui va de l'élection du Parti libéral en avril 2003 à la décision du ministre Couillard, en juin 2004, d'accepter les recommandations de la commission Mulroney-Johnson de construire le nouveau CHUM au 1000, rue Saint-Denis, la direction de l'Université de Montréal aurait pu agir différemment à certaines occasions. D'abord, elle aurait dû travailler avec la direction de la SICHUM et certains membres de son conseil d'administration pour tenter de contrer la volonté du ministre Couillard et de son ministère d'abolir cet organisme. Sa survie était essentielle à une analyse critique et crédible des recommandations de la commission Mulroney-Johnson. L'expertise qui y était regroupée aurait aussi permis d'éviter une bonne partie des cafouillages qui se sont produits par la suite, et cela, peu importe le site choisi.

Ni le CHUM ni le ministère n'étaient en mesure d'assumer les responsabilités que le ministre leur a transférées après avoir aboli la SICHUM. À l'époque, la direction de l'Université n'a pas évalué correctement les conséquences de cette abolition. Elle a aussi sous-évalué les conséquences, à terme, du début de fissure apparu à la fin de cette deuxième phase dans son partenariat avec le CHUM. Cette fissure, qui n'a cessé de s'élargir par la suite, a permis au ministre et à son ministère d'imposer leurs vues à l'Université de Montréal avec l'accord de la direction du CHUM, que le ministre avait nommée seul maître d'œuvre du projet.

C'est au cours de la troisième phase de cette saga, celle de juin 2004 à mars 2005, pendant laquelle il s'est agi du choix entre le 1000 Saint-Denis et le projet Outremont, que la stratégie de la direction de l'Université de Montréal a été le plus déficiente. Nous réalisons rétrospectivement que la direction de l'Université a commis trois erreurs majeures.

La première erreur est d'avoir tenu pour acquis trop rapidement le succès du projet Outremont. D'abord, la direction de l'Université croyait sincèrement en la qualité, en l'originalité et au grand intérêt de ce projet, et ce, pour l'Université, pour Montréal et pour le Québec. Cette évaluation fut rapidement confirmée d'abord par une large adhésion de la communauté universitaire au projet, puis, plus important, par l'appui enthousiaste que lui donna le premier ministre, par le soutien massif des médecins et chercheurs du CHUM, par celui, publiquement déclaré, des secteurs pharmaceutique et biotechnologique et, enfin, par l'adhésion de la majorité des experts qui se prononçaient sur la question.

L'Université a donc pensé qu'il fallait concentrer ses efforts essentiellement sur le projet lui-même, sans trop se soucier des oppositions que ce dernier rencontrait, oppositions qui s'organisaient de plus en plus, et sur divers fronts. Lorsqu'elle a réalisé l'erreur commise, il était probablement trop tard. Elle avait en fait sous-estimé la volatilité du marché politique et mal évalué à quel point un changement sur ce marché fragilisait la signification des appuis recueillis.

La deuxième erreur que la direction de l'Université de Montréal a commise, nous l'avons mentionné, fut de laisser s'élargir la fissure apparue entre elle et le CHUM. Dès la fin de la deuxième phase, l'Université a pensé que l'adhésion au projet du 1000 Saint-Denis de la direction du CHUM et d'une partie importante de son conseil d'administration était acquise et définitive, d'autant qu'elle était fortement inspirée par le ministère de la Santé. C'était probablement le cas, mais la direction de l'Université aurait quand même dû tenter de remettre en place, cette fois pour le projet Outremont, le partenariat qui avait si bien fonctionné au moment de la SICHUM. Elle aurait ainsi pu mieux contrer les plans du ministre et de son ministère et leur tendance systématique à trop intervenir dans la gestion quotidienne du dossier du nouvel hôpital universitaire.

Ce n'est pas ce qui a été fait, et c'est probablement ce qui a amené la direction du CHUM et une partie des membres de son conseil d'administration à percevoir le projet Outremont comme un projet émanant essentiellement de l'Université et sur lequel ils auraient peu ou pas de contrôle. C'est aussi ce qui peut expliquer le fait que la direction de l'hôpital ait eu une position différente de celle de la majorité des médecins et chercheurs du CHUM. Ces derniers, dans l'ensemble, ne voyaient pas de problème dans une implication plus grande de l'Université, au contraire.

La troisième erreur de la direction de l'Université fut de ne pas avoir eu dès le départ une stratégie de communication adéquate et agressive. La direction n'avait pas prévu une telle montée d'oppositions au projet Outremont et ne pensait pas que l'Université serait entraînée dans un tel débat public. Elle n'avait donc pas mobilisé les ressources requises pour défendre son projet. Et même si elle l'avait pensé, il n'est vraiment pas dans la tradition universitaire de consacrer des ressources, déjà trop rares pour d'importantes missions, à un programme majeur de communication. L'Université ne compta donc que sur ses maigres ressources internes pour répondre à l'opposition grandissante au projet Outremont. Son service des communications, remarquable mais démuni des ressources adéquates, fut rapidement débordé. La direction de l'Université, peu habituée à la gestion d'une controverse publique, n'aida pas non plus son propre service des communications et consacra trop peu de temps à la présentation et à la défense publique du projet Outremont. Si bien que les opposants au projet eurent trop souvent gain de cause, principalement parce qu'ils étaient seuls sur la patinoire.

Est-ce que la décision gouvernementale aurait été autre si l'Université avait agi différemment ? On ne le saura jamais, car on ne peut malheureusement pas réécrire l'histoire. Il faut toutefois dire clairement que les possibles erreurs de l'Université ne diminuent en rien la responsabilité de ceux qui ont rejeté le projet Outremont en lui préférant le projet en cours.

Au terme de ce périple rétrospectif dans la saga du CHUM, que nous avons personnellement vécue, nous restons sur notre faim. Nous avons consacré beaucoup de temps à tenter de comprendre ce qui s'était vraiment passé. Nous avons découvert comment, de conflits en commissions, on en était arrivé à la décision de construire le CHUM au 1000 Saint-Denis. En ce qui a trait au pourquoi, nous pensons avoir identifié des facteurs qui nous semblent indubitables, comme la fragilité et le manque de rigueur de plusieurs analyses. D'autres facteurs ont peut-être marqué cette tragique odyssée et son malheureux point d'arrivée : nous laissons d'autres que nous les identifier.

Chronologie des principaux événements relatifs
à la conception et à l'implantation du nouveau Centre
hospitalier de l'Université de Montréal (CHUM)
sur un site unique

1994-1995. Restructuration par le ministre de la Santé, Jean
Rochon (PQ), du réseau hospitalier québécois : hiérarchisation des établissements avec, au sommet de la pyramide, des
centres hospitaliers universitaires (CHU).

1996

1er octobre. Création du Centre hospitalier de l'Université
de Montréal (CHUM) sous sa forme actuelle, à même la
fusion de trois hôpitaux : Hôtel-Dieu, Notre-Dame et
Saint-Luc, maintenus sur leurs sites respectifs mais relevant
dorénavant d'un même conseil d'administration et d'une
direction unique.

1998

30 novembre. Réélection, pour un deuxième mandat à la
tête du gouvernement du Québec, du Parti québécois, avec
Lucien Bouchard comme premier ministre.

1999

Durant l'hiver, décision de la ministre de la Santé, Pauline Marois, de regrouper sur un site unique les trois hôpitaux constituant le CHUM. La Corporation d'habitation du Québec (CHQ) reçoit le mandat d'étudier tous les sites potentiels pour l'implantation du nouvel hôpital universitaire.

2000

Janvier. Pauline Marois annonce la décision du gouvernement d'implanter le nouveau CHUM au 6000, rue Saint-Denis, sur la base de l'étude réalisée par la CHQ.

Mai. Le gouvernement crée la Société d'implantation du Centre hospitalier de l'Université de Montréal (SICHUM) pour réaliser la conception et l'implantation du 6000 Saint-Denis.

2001

Janvier. Lucien Bouchard démissionne de son poste de premier ministre et chef du Parti québécois. Bernard Landry lui succède. Le ministère de la Santé échoit à Rémy Trudel.

15 décembre. La SICHUM présente au gouvernement du Québec le *Plan directeur du CHUM au 6000 Saint-Denis*.

2002

Janvier. Le ministre Rémy Trudel inaugure officiellement le site du CHUM au 6000 Saint-Denis ; pelletée de terre traditionnelle. À la suite d'un remaniement ministériel, Rémy Trudel est remplacé par François Legault à la tête du ministère de la Santé, qui sera appuyé pour une courte période par un ministre délégué à la Santé, David Levine.

2003

14 avril. Élection du Parti libéral à la tête du gouvernement du Québec. Le nouveau premier ministre, Jean Charest, nomme Philippe Couillard ministre de la Santé et des Services sociaux.

21 juillet. Lettre du ministre de la Santé au conseil d'administration du CHUM confiant à ce dernier le rôle de maître d'œuvre du nouvel hôpital universitaire, annonçant l'abolition de la SICHUM et demandant la présentation d'un nouveau projet de conception-construction pour décembre 2003.

Août. Le conseil d'administration du CHUM crée le comité de planification CHUM 2010.

3 novembre. Le gouvernement annonce la création de la commission Mulroney-Johnson pour l'examen des projets tant du CHUM que du Centre universitaire de santé McGill (CUSM).

15 décembre. Le conseil d'administration du CHUM présente à la commission Mulroney-Johnson sa *Proposition CHUM 2010*, parrainée par l'Université de Montréal.

2004

7 avril. Le comité de planification du CHUM transmet à la commission Mulroney-Johnson et au ministère de la Santé et des Services Sociaux un scénario de construction et de rénovation de l'hôpital Saint-Luc, scénario dit « 1 + 2B » (le 1000 Saint-Denis).

16 avril. Dépôt du rapport de la commission Mulroney-Johnson *(Rapport de la Commission d'analyse des projets d'implantation du Centre hospitalier de l'Université de Montréal et du Centre de santé McGill).*

17 mai. Lettre conjointe du CHUM et de l'Université de Montréal au sous-ministre de la Santé, avec copie au ministre, demandant réponse à de nombreuses questions relatives au 1000 Saint-Denis et au 6000 Saint-Denis avant toute décision finale quant à la localisation du nouvel hôpital universitaire.

31 mai. Lettre de rappel conjointe du CHUM et de l'Université de Montréal au ministre de la Santé, demandant un délai de quatre à six mois avant toute décision quant au choix du site du nouvel hôpital universitaire, afin de recueillir le maximum d'informations.

23 juin. Conférence de presse du ministre de la Santé et des Services sociaux annonçant le rejet du 6000 Saint-Denis et le choix du projet « Saint-Luc bis » (construction et rénovation) au 1000, rue Saint-Denis, mais ouvrant la porte à un scénario alternatif.

29 juin. Le recteur de l'Université de Montréal, Robert Lacroix, présente au conseil d'administration du CHUM un projet d'implantation du nouvel hôpital universitaire sur l'ancienne gare de triage d'Outremont. Le conseil demande au ministre de la Santé l'autorisation d'étudier la faisabilité de ce projet.

22 juillet. Le ministre de la Santé autorise le CHUM à étudier un site alternatif et demande, pour la fin octobre 2004, une analyse comparative des deux sites (1000 Saint-Denis et gare d'Outremont) pouvant accueillir le nouveau CHUM et, à proximité, les facultés de la santé de l'Université de Montréal.

14 octobre. Rencontre présidée par le sous-ministre de la Santé avec les directions du CHUM et de l'Université de Montréal : report au 15 novembre 2004 de l'échéance pour le dépôt des études sur le 1000 Saint-Denis et le site Outremont.

17 novembre. Conférence de presse de la direction du CHUM pour présenter le projet d'implantation du centre hospitalier au 1000, rue Saint-Denis (*CHUM 2010 : un projet de société au cœur de Montréal*).

24 novembre. Conférence de presse du recteur Robert Lacroix rendant public le projet d'implantation du CHUM et des facultés de la santé de l'Université à la gare d'Outremont.

6 décembre. Décision du conseil d'administration du CHUM de transmettre au ministre de la Santé les études pour le 1000 Saint-Denis de même que certaines études sur le site de la gare Outremont demandées et supervisées par le CHUM.

7 décembre. L'Université de Montréal remet au ministre de la santé les études qu'elle a demandées et supervisées au sujet du site de la gare d'Outremont.

9 décembre. Dépôt du rapport de Daniel Johnson et Marcel Villeneuve sur les projets du 1000 Saint-Denis et de la gare d'Outremont *(Avis au ministre de la Santé et des Services sociaux concernant les projets du CHUM au site Outremont et au 1000 Saint-Denis)*.

10 décembre. Dépôt du rapport du comité interministériel présidé par le sous-ministre de la Santé sur les projets du 1000 Saint-Denis et de la gare d'Outremont.

2005

6 janvier. Conférence de presse du maire de Montréal, Gérald Tremblay, qui se prononce en faveur d'un concept de technopole de la santé et du savoir, sans prendre position quant au site optimal. Conférence de presse du président du conseil d'administration du CHUM, Patrick Molinari, pour mettre en relief les qualités du 1000 Saint-Denis.

7 janvier. Le gouvernement du Québec nomme deux commissaires, Armand Couture et Guy Saint-Pierre, pour analyser les deux projets d'implantation du CHUM.

1er février. Conférence de presse du recteur Robert Lacroix pour mettre en relief les caractéristiques de sécurité et d'accessibilité du site de la gare d'Outremont.

2 février. Dépôt du rapport des commissaires Armand Couture et Guy Saint-Pierre *(Analyse de deux propositions concernant l'implantation du futur Centre hospitalier de l'Université de Montréal (CHUM) et/ou d'une technopole de la santé et du savoir à Montréal)*. Ce rapport ne sera rendu public qu'au moment de la Commission spéciale sur le choix du futur site du CHUM.

11 février. Le gouvernement du Québec annonce la mise sur pied d'une Commission spéciale sur le choix du futur site du CHUM, devant siéger du 28 février au 3 mars 2005, pour examiner les deux propositions d'implantation du CHUM.

24 mars. Conférence de presse du premier ministre et du ministre de la Santé pour annoncer le choix définitif du 1000 Saint-Denis comme site pour l'implantation, à même des constructions neuves et des immeubles rénovés, du nouveau CHUM.

Table des matières

CRÉDITS ET REMERCIEMENTS

Les Éditions du Boréal reconnaissent l'aide financière du gouvernement
du Canada par l'entremise du Fonds du livre du Canada (FLC) pour ses activités
d'édition et remercient le Conseil des Arts du Canada pour son soutien financier.

Les Éditions du Boréal sont inscrites au programme d'aide aux entreprises
du livre et de l'édition spécialisée de la SODEC et bénéficient du programme
de crédit d'impôt pour l'édition de livres du gouvernement du Québec.

Illustration de la couverture : © Bruce Roberts

EXTRAIT DU CATALOGUE

Ce livre a été imprimé sur du papier 100 % postconsommation,
traité sans chlore, certifié ÉcoLogo
et fabriqué dans une usine fonctionnant au biogaz.

MISE EN PAGES ET TYPOGRAPHIE :
LES ÉDITIONS DU BORÉAL

ACHEVÉ D'IMPRIMER EN SEPTEMBRE 2010
SUR LES PRESSES DE MARQUIS IMPRIMEUR
À CAP-SAINT-IGNACE (QUÉBEC).